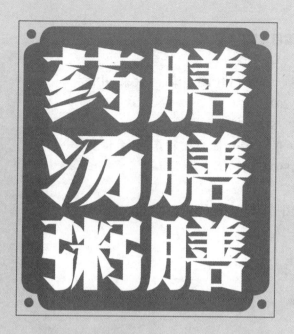

# 药膳 汤膳 粥膳

褚四红/主编

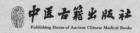

中医古籍出版社
Publishing House of Ancient Chinese Medical Books

图书在版编目（CIP）数据

药膳　汤膳　粥膳 / 褚四红主编. -- 北京：中医古籍出版社，2021.4
　ISBN 978-7-5152-2264-6

　Ⅰ.①药… Ⅱ.①褚… Ⅲ.①食物养生－食谱 Ⅳ.①R247.1②TS972.161

中国版本图书馆CIP数据核字(2021)第053828号

# 药膳　汤膳　粥膳
主编　褚四红

| | |
|---|---|
| 策划编辑 | 姚强 |
| 责任编辑 | 李炎 |
| 封面设计 | 李荣 |
| 出版发行 | 中医古籍出版社 |
| 社　　址 | 北京东直门内南小街 16 号（100700） |
| 电　　话 | 010-64089446（总编室）010-64002949（发行部） |
| 网　　址 | www.zhongyiguji.com.cn |
| 印　　刷 | 天津海德伟业印务有限公司 |
| 开　　本 | 880mm×1230mm　1/16 |
| 印　　张 | 16 |
| 字　　数 | 238 千字 |
| 版　　次 | 2021 年 4 月第 1 版　2021 年 4 月第 1 次印刷 |
| 书　　号 | ISBN 978-7-5152-2264-6 |
| 定　　价 | 59.00 元 |

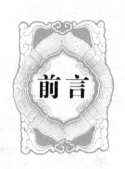

# 前言

中国药膳文化源远流长,自古就是倍受人们欢迎的养生方式之一。药膳发源于我国传统的饮食和中医食疗文化,是在中医学、烹饪学和营养学理论指导下,严格按照配方,将中药与某些具有药用价值的食物相配伍,采用我国独特的饮食烹调技术和现代科学方法制作而成的具有一定色、香、味、形的食品(简言之,药膳即药材与食材相配伍而做成的美食)。药膳是中国传统医学知识与烹调经验相结合的产物,它"寓医于食",既将药物作为食物,又将食物赋以药用,药借食力,食助药威,二者相辅相成,相得益彰;既具有较高的营养价值,又可防病治病、保健强身、延年益寿。

人们常说"吃饭先喝汤,胜似良药方"。汤膳不仅是一道美味可口的菜肴,更是人们祛病养生的补品。在饭前先喝几口汤,可起到润肠胃、解干渴、消疲劳、刺激消化液分泌的作用。汤不仅可以饱口福,而且对人的健康大有裨益,是各种食物中最富营养又最易于消化的品种之一。

粥中含有多种营养物质,被古人誉为"神仙粥"和"天下第一补人之物",所以粥最宜养生祛病。所谓粥膳,就是用米、面等加水煮制而成的食物,古时还称之为糜、酏等。在两千多年前,我国民间就用药粥来防病治病。

如今,随着人们生活水平的提高,药膳、汤膳、粥膳的制作方法在人们的生活实践中也得到了不断的发展,种类也增加到上千种,其祛病养生功效也各不相同。根据世界卫生组织统计,目前全世界大约只有5%的人可以称为健康人,再扣除20%的疾病人口,其余75%的人都是所谓亚健康族群,这一族群里许多人都存在慢性疲劳、慢性炎症、代谢失调、睡眠障碍、情绪障碍等问题,可以日常通过保健食品或中药进补的方式来强身健体、改善体质。

鉴于此,我们编著了《药膳 汤膳 粥膳》一书,书中结合了大量专家的建议,充分运用了营养学以及饮食祛病的科学原理,详细地阐述了药膳、汤膳、粥膳的药用功效、制作方法以及服用方法。本书所选药膳、汤膳、粥膳配方有的源于民间验方,有的源于中医典籍,还有的是一些当代著名医家的实践经验总结。各配方均制作简便,方法灵活,祛病养生效果显著,可满足一家老少一年四季饮食之需。本书内容丰富、贴近生活,是相关饮食行业人士、营养保健从业人员的实用参考书,也是家庭日常必备的书籍。

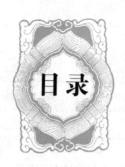

## 上篇 药 膳

◎ 第一章　药膳基本常识 ………………………… 2

　食疗药膳的养生保健作用 ………………………… 2
　食疗药膳的渊源 …………………………………… 3
　药膳的服用与制法 ………………………………… 4
　制作药膳的技巧 …………………………………… 9
　选择药膳的原则 ………………………………… 11
　食疗药膳的特点 ………………………………… 12
　食疗药膳的配伍 ………………………………… 17
　食疗药膳的配伍禁忌 …………………………… 19
　药膳应用的注意事项 …………………………… 22
　药膳常用的食材 ………………………………… 23

## ◎ 第二章　药膳治疗内科疾病 ············· 26

感冒 ·················· 26
咳嗽 ·················· 29
哮喘 ·················· 32
呃逆 ·················· 36
头痛 ·················· 37
便秘 ·················· 39
盗汗 ·················· 43
高血压、高脂血症 ·········· 44
中暑 ·················· 50

## ◎ 第三章　药膳治疗妇科疾病 ············· 54

痛经 ·················· 54
产后体虚 ··············· 58
闭经 ·················· 60
月经过多 ··············· 64
赤白带下 ··············· 67

# 中篇　汤　膳

## ◎ 第一章　汤膳基本常识 ················ 70

汤膳的养生保健作用 ········· 70
汤的分类和制作要求 ········· 72

## ◎ 第二章　汤膳治疗内科疾病 …………………… 79

感冒 ……………………………… 79
支气管炎 ………………………… 81
老年性慢性支气管炎 …………… 83
咳嗽 ……………………………… 84
哮喘 ……………………………… 89
肺结核 …………………………… 90
肺炎 ……………………………… 92
肺痈 ……………………………… 92
矽肺 ……………………………… 94
肺气肿 …………………………… 94
消化不良 ………………………… 95
呕吐 ……………………………… 97
肠炎 ……………………………… 100
胃痛 ……………………………… 101
胃炎 ……………………………… 102
胃及十二指肠溃疡 ……………… 104
胃下垂 …………………………… 105
腹痛 ……………………………… 105
泄泻 ……………………………… 106
痢疾 ……………………………… 109
便秘 ……………………………… 110
便血 ……………………………… 113

| | |
|---|---|
| 肝硬化 | 114 |
| 肝炎 | 115 |
| 黄疸 | 116 |
| 胆囊炎、胆石症 | 117 |
| 高血压 | 118 |
| 高脂血症 | 121 |
| 心脏病 | 123 |
| 冠心病 | 125 |
| 卒中后遗症 | 126 |
| 动脉硬化 | 127 |
| 贫血 | 128 |
| 白细胞减少症 | 131 |
| 紫癜 | 133 |
| 出血 | 133 |
| 尿路感染 | 135 |
| 尿路结石 | 135 |
| 尿血 | 136 |
| 遗尿 | 136 |
| 肾炎 | 137 |
| 膀胱炎 | 140 |
| 小便失禁 | 140 |
| 小便不利 | 141 |
| 肾囊肿 | 142 |
| 乳糜尿 | 142 |

早泄 ······ 143

遗精 ······ 145

阳痿 ······ 148

不育症 ······ 152

前列腺炎 ······ 155

前列腺肥大 ······ 156

头痛 ······ 156

眩晕 ······ 157

失眠 ······ 159

神经衰弱 ······ 160

关节疼痛 ······ 162

腰腿疼痛 ······ 163

糖尿病 ······ 164

水肿 ······ 168

中暑 ······ 172

盗汗 ······ 172

自汗 ······ 175

甲状腺肿大 ······ 177

甲状腺功能亢进症 ······ 178

癫痫 ······ 179

◎ 第三章　汤膳治疗妇科疾病 ······ 180

痛经 ······ 180

闭经 ······ 182

月经过多 ················································ 183

月经不调 ················································ 183

崩漏 ···················································· 185

带下 ···················································· 186

胎动不安 ················································ 187

流产 ···················································· 188

胎死腹中 ················································ 188

产后腹痛 ················································ 189

产后恶露排出不畅 ········································ 189

产后血虚 ················································ 189

产后缺乳 ················································ 190

回乳断奶 ················································ 193

乳痈 ···················································· 194

不孕症 ·················································· 194

子宫脱垂 ················································ 195

盆腔炎 ·················································· 196

# 下篇 粥膳

## ◎第一章 粥膳基本常识 ·································· 198

粥膳——人间第一补物 ···································· 198

粥膳的适用范围 ·········································· 200

熬粥的技巧 ·············································· 202

合理食粥，吃出健康 ………………………………… 205
常见病食疗养生粥荟萃 ……………………………… 207

◎ 第二章　粥膳原料的食用功效 ……………………… 211

谷物类原料 …………………………………………… 211
瓜果类原料 …………………………………………… 214
蔬菜类原料 …………………………………………… 218
肉品类原料 …………………………………………… 222
海鲜类原料 …………………………………………… 225
保健养生类原料 ……………………………………… 226

◎ 第三章　粥膳治疗常见疾病 ………………………… 232

胆囊炎 ………………………………………………… 232
胆结石 ………………………………………………… 234
骨折 …………………………………………………… 236
骨质疏松症 …………………………………………… 239
类风湿性关节炎 ……………………………………… 242

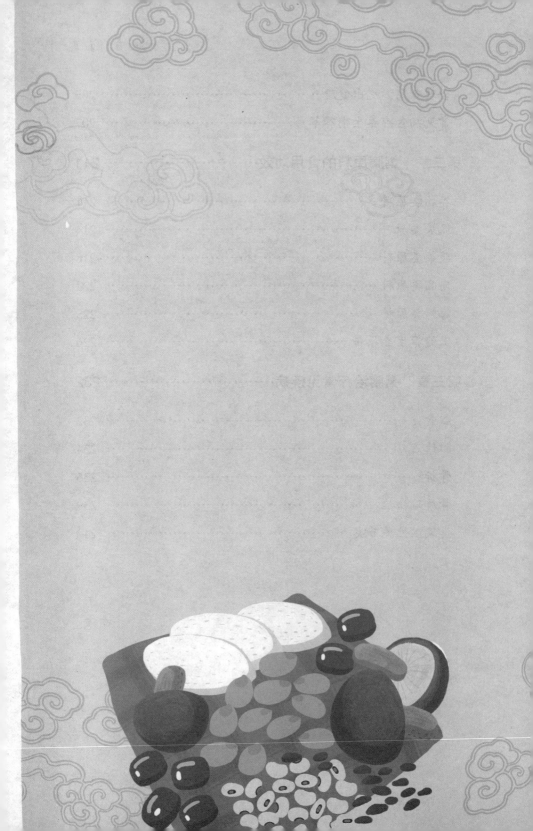

# 上篇

# 药 膳

# 第一章

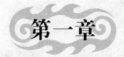

# 药膳基本常识

## 食疗药膳的养生保健作用

药膳，是在食疗的基础上，以中医理论为指导，以药配膳，也就是将药物与食物配合在一起，通过烹调加工而成的一种既能防病治病，又能保健强身的膳食。它形是食品，性是药品，取药物的功能、食物的营养；它既有药物的治疗作用，又有食物的调养作用，其精华在于食借药力，药助食补，从而收到药物治病和食物营养的双重功效，是食补和药疗二者的结合。

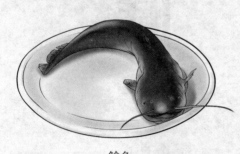

鲶鱼

药膳有广义和狭义之分：广义药膳包括药粥、药茶、药酒、药糖、药肴等，凡是药物与食物结合制成的食品，均可称之。狭义药膳是指药物与肉类、鱼类、蔬菜、豆制品、面类等食材制成的菜肴、糕点等，既可单食，亦可佐餐食用，本书所讲药膳即属这一类。

中医学历史上对于食疗药膳有着丰富的理论和实践经验，历代的养生学家和医学家都把食疗药膳作为防病治病的一个重要手段。唐代孙思邈说："夫为医者，当需先洞晓病源，知其所犯，以食治之；食乃不愈，然后命药。"也就是说，作为医生，首先要寻找病因，能用食品治疗者，先用饮食治疗；用饮食不能治愈时，再用药物治疗。由此可见，食疗药膳早在古代就已受到医家的重视。

中医认为，食物和药物都有"四气五味"，食疗药膳就是利用食物的食性和药物的药性来调整人体阴阳的不平衡，而使其恢复健康的。食疗药膳有很多优点：一是食疗较之药疗，性味平和，缓而不峻，副作用小，而药膳并非一般的食品，现代常称其为功能性食品，通常具有无病强身、有病治病的功效，适用范围很广。中药与食物相配，做到药借食味，食助药性，变苦口良药为美味佳肴。二是食疗原料广泛、采购容易、制作简单、制品服用方便、经济有效，特别是能顺应人们"厌于药，喜于食"的天性，既符合人们的用膳习惯，使人乐意接受，又可以营养肌体，治病强身。

## 食疗药膳的渊源

人类的祖先在吃野生食物时，发现某些动、植物不但能够果腹，还有药用价值。

那时的人们不需要，也没有能力把食物与药物分开，因此，中医学才有"药食同源"之说。

这种原始的"药膳"，并不是真正的药膳，真正的药膳只能出现在人类掌握了丰富的药物知识和积累了丰富的烹饪经验之后的时代。

自从有了文字，甲骨文和金文中就出现药、膳两个字。而药膳一词，最早出现于《后汉书·烈女传》："母亲调药膳，恩情笃密。"

西周时期称之为"名医"的官，主要负责调配周天子的"六食""六饮""六膳""百馐""百酱"的滋味、冷热度和重量。"名医"所做的工作，与现代的营养医师差不多。

《周礼·天官》中记载的疾医遵循"五味、五谷、五药养其病"的原则，疡医遵循"以酸养骨，以辛养筋，以咸养脉，以苦养气，以甘养肉，以滑养窍"的原则，这些都是渐趋成熟的药膳。

可见，中国人早在西周时代就有了十分丰富的药膳知识。

中国第一部药物学专著《神农本草经》收集了大量的药物品种，例如薏苡仁、芝麻、葡萄、山药、核桃、龙眼、百合、菌类、橘、柚等，并辑录了其各自的功效，这些品种都是配制药膳的原料。

最早记载用药膳医病的书籍为《黄帝内经》，书中辑录有13方，其中6方属于药膳。东汉末年的名医张仲景在《伤寒杂病论》里记载了很多药膳，能治疗各种疾病，功效很大。

我国食疗传统由来已久，历代食疗著述极为丰富。除《黄帝内经》外，晋代葛洪的《神仙服食法》，北魏崔浩的《食经》，唐代孙思邈的《食忌》《千金食治》，唐代孟诜的《食疗本草》，元代忽思慧的《饮膳正要》，明代卢和的《食疗正草》，清代王士雄的《随息居饮食谱》等，都是著名的食疗专著。有人统计，历代的食疗文献计有123种，586卷，内容之丰富，居世界首位。

近年来，随着人们生活水平的不断提高，在海内外已形成吃药膳的风潮。在难以"返璞归真，回归大自然"的现代社会，药膳越来越受到人们青睐，这不仅仅是出于品尝美味的需要，更是养身保健的需要。

现代药膳将烹调技术与现代医学结合起来，使得色、香、味、形都更加引人注目，故而应用药膳疗法的人也愈来愈多。

## 药膳的服用与制法

食疗药膳的服食方法，可根据患者的病情和饮食习惯来确定。一般须发汗者，可选用汤剂以助药力；须祛风湿者，可选用酒剂助其温通；若须滋补，还可选用汤羹、菜肴、蜜膏等调制药膳。总之，疾病的性质不同，服食的方法也不同。若能根据病情选择恰当的服食方法，则可收到事半功倍的效果。

常用的食疗药膳主要有：

**稀粥**

是以粳米、糯米、粟米、玉米等粮食为主，酌加其他食材或中药材，用水煮成的半流质食物。若加入的食材或中药材不宜同煮（如有渣），可另煎水取汁，鲜品还可绞取汁液，不易煮软煮熟的，可以加水先煮，这样经过单独处理后再与粮食同煮。由于加用的食材如蔬菜、干鲜果品、肉类等取材十分广泛，稀粥的风味、口感差异较大，还可加糖或食盐、油脂、味精等调成不同的滋味。稀粥因加用的原料不同，故其有补泻和温热、寒凉等多种不同的功能，如羊肉粥、地黄粥、高良姜粥、茴香粥、芹菜粥、荷叶粥等。稀粥有广泛的适用范围，许多疾病，无论虚实、寒热都可以找到相应的粥类配方，药膳粥是食疗应用较多的一个类型。

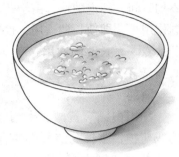

稀粥

**菜肴**

是以蔬菜、肉类、禽蛋、果品、鱼虾等原料为主，配以适量药物制成的。肴膳的种类很多，所用原料极为广泛，制作方法多种多样，如蒸、炒、焖、炖、炸、烧、卤、煨及凉拌等，制作中可随疾病的类型及个人口味不同加适量的调料，如咸、甜、酸、麻辣、辛香等，故菜式也是极为丰富的。不同原料烹制的肴膳，各有其特点和适应证。一般来说，肉类、鱼类、禽蛋类肴膳偏于温补，蔬菜类菜肴则偏于清泻。

**汤羹**

是以肉、蛋、海产品、奶、蔬菜等原料为主，加入适量药材，经煎、煮、煨、炖等加工方法烹制而成的较稠厚的汤液。在制作时，可根据食物的滋味、性能加入适量的调味品，如糖、盐、酱油、姜、辣椒、胡椒或味精等。制作汤羹与粥膳一样，可将食物和药物同时烹制，也可将药物用布包裹好与食物同煎煮，还可将药物煎煮后取汁，再与食物一同烹调。汤羹为食疗药膳中较为多用的一种，主要适用于体质虚弱的患者，有滋养或清润功能，如山药羊肉汤能补益脾肾，鲤鱼煮枣能补脾养血，冬葵鸡蛋汤能清热润燥，银耳羹能滋养肺胃之阴，还有如乌龟汤、山药鱼片汤、山药奶肉羹等，都有滋养补虚的功效。

**药茶**

是将具有养生疗效的食物或中草药与茶叶混合，经过煎煮或直接用沸水浸泡而成，以药物或食物与茶叶中的成分相互作用，达到保健养生或祛邪治病的功效，是一种制作极为简单、服用极为方便的药膳剂型。其优点是以药代茶,人们乐意接受,又可随身携带、不拘时间,随泡随饮。由于药茶大多取材于食物或性味平和的药物,副作用小,即使长期饮用,也安全可靠。还有就是药茶具有针对性,药效专一,长时间饮用,其有效成分在体内可以达到富集化,故能收到显著疗效。

**酒剂**

是用白酒、黄酒、米酒浸泡或煎煮具有治疗、滋补作用的食物或药物,去掉药渣所得的含乙醇的口服剂,也可用药物与谷物、酒曲共同酿制而成。所选之酒,一般浸泡药酒以40度左右为宜。因为浓度过低,有效成分不易溶出,且易变质从而影响疗效;浓度过高,则药材所含水分反被吸收,使药质变硬,有效成分亦难溶出。保健性饮用酒则以10度左右为好。酒本身为药食兼用之品,有散寒活血、祛风除湿、温中和胃、协助药力等功效,而其随所加食物、药物的不同,治疗病症又各有异。如以核桃仁、红枣等浸泡而成的红颜酒,可润泽容颜,润滑肌肤;以薏苡仁等浸泡而成的薏苡仁酒,可祛风湿,健脾胃;以鹿茸、人参等浸泡而成的鹿茸参桂酒,可补肾壮阳,补气健身。各种配制酒的用量可根据需要酌情而定。

**蜜膏**

是选择滋补性的食物与药物一起加水煎煮,浓缩取汁,再加入适量蜂蜜或白糖收膏而成。膏剂的滋补作用尤佳,既可内服,又可外用,如外用的可美容、除皱的栗蜜面膏,内服的可补气、滋阴止血、治疗先兆性流产的参芪保胎膏等。

**散剂**

是将食物与药物一起烘干炒脆后,研成细粉末内服或外用。散剂营养丰富,便于携带,食用方便,服时以沸水冲调成糊状加糖食用,或以米汤送服,或以酒送服,如清利湿热、疗痔止血的赤小豆散,悦泽面容、光洁皮肤的美容散,外用(多撒敷于患处)治外伤出血的龙眼核散等。

**糕点**

主要是用种子、果仁类食物和容易研磨成粉的中药制作而成,如粳米、糯米加薏苡仁、茯苓、山药等，磨成粉后，加水和白糖揉成粉团；如含有人参、党参、麦芽、橘皮之类不易磨粉者，可用煎水取汁等方法处理后加入。揉好的粉团整形后上蒸笼蒸熟，再切成块或条状食用。糕点主要有益气补脾、滋养补虚的功能，如阳春白雪糕、八仙糕、九仙王道糕等。

**米面食品**

是指除粥饭、糕点外，用米、面粉、豆类为主要原料，加入其他食材、中药做成的膳食，主要有以下种类：用上述原料烘炒至半熟，经磨粉后用沸水冲调食用的粉（糊），如肥儿粉、长寿粉、薏苡仁糊、花生糊；面粉中加入其他食材或中药材做成的饼，烘烤或油煎食用，如益脾饼、苏子煎饼；面粉等加水揉成面团，包肉馅或菜馅做成的包子，蒸熟食用，如茯苓包子、豆沙包子；用面粉做成面皮，包肉馅或菜馅做成的馄饨，如鸡肉馄饨、椒姜馄饨；用面粉配合其他食物或中药做成的面条，如山药面、苦荞面。

**糖果**

用白糖或冰糖、饴糖、红糖加水熬炼至稠厚，再添加其他食物或中药的汁液或粗粉，搅拌均匀，再煎熬至挑起呈丝状、不粘手为止，待冷却后切块即成。有的是在熬好的糖中加入果仁、果脯等，混匀，整形，待冷时切块。糖果可嚼食，亦可含化咽食，如梨膏糖、薄荷糖、芝麻糖、胡桃糖。

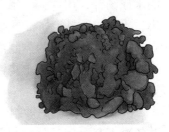

红糖

总之，食疗药膳的类型很多，临床还有佐以蜜饯、饮料、鲜汁等形式服食者，因这些都为人们所熟悉，故不一一赘述，各人可根据自己的病情和饮食需要选择使用。

药膳的制法如下：

（1）炖：药膳的炖制法，是将原料食物与药物同时下锅，加水适量，置于武火上烧沸，撇去浮沫，再置文火上炖至酥烂的烹制方法，如雪花鸡汤、十全大补汤等。

（2）焖：药膳的焖制法，一般是先用油将食材和药材加工成半成品，再加入姜、葱、花椒、盐等调味品和少量汤汁，盖紧锅盖，然后用文火焖至酥烂。此法所制药膳的特点是酥烂、汁浓、味厚，如银耳黄焖鸡等。

（3）煨：药膳的煨制法，一般是指用文火进行长时间的烹制。具体的加工方法有两种：一种是利用文火慢慢地将原材料煨烂。另一种是沿用民间单方的烹制法，将所要烹制的药膳原材料用阔菜叶或湿草纸包裹好，埋在刚烧过的柴草灰中，利用余热将原材料煨熟。这种煨制方法时间较长，要添几次热灰，保持一定的温度，如子午乌鱼等。

（4）蒸：药膳的蒸制法，是利用水蒸气加热烹制药膳菜肴的方法。其特点是温度高，加热及时，汤汁纯厚，利于保持食材的形状。本法不仅用于烹调，还可以用于初加工（如热水发蹄筋）和菜的保温消毒等。

（5）煮：药膳的煮制法，是将原材料放入适量的汤汁或清水中，先用武火煮沸，后用文火烧熟，其特点是口味清鲜。具体操作方法为：将药材与食物经初加工后放置在器皿中，加入调料，添入适当的水或汤汁，用武火煮沸后，改用文火煮至酥烂。此方法适用于体小、质软的原料，如石斛煮花生。

（6）熬：药膳的熬制法，是将初加工的原材料放置在锅中，加入水和调料，置武火上烧沸，再用文火烧至汁稠、味浓、酥烂，如银耳羹。

（7）炒：药膳的炒制法，是先将锅烧热，再下油，一般用武火，并依次下料，用手勺或铲翻炒，动作要快，断生即好，适用于炒的原料多为经处理后的丁、丝、条、片等。

（8）卤：药膳的卤制法，是将初加工的原料按一定的比例与药物混合后，再放入卤汁中，用中火逐步加热烹制，使其渗透卤汁，直至成为熟食品，其特点是味厚、郁香。

常用卤汁的配制：沸水10升，酱油25升，料酒250毫升，冰糖500克，精盐250克，大茴香30克，草果30克，桂皮30克，甘草30克，花椒15克，丁香15克，葱姜适量。将香辛料用纱布袋装好，扎紧口，投入沸水中，加酱油、料酒、精盐、冰糖、姜、葱等调料，用中火煮沸。等到透出香味、颜色成酱红色时，即可用来卤制食品，如丁香鸡、陈皮鸡的卤制。在使用过程中，为了保证其制品的色、香、味，可适当加炒糖汁（冰糖）。

（9）炸：药膳的炸制法，是用武火将原料在热油中烹调的方法。一般用油量比原料多几倍。要求用武火热油，原料入锅后有爆炸声，火候掌握要适度，防止过热烧焦。炸的特点是膳食口味香、酥、脆、嫩。药膳炸制法分为：清炸、软炸、酥炸、纸包炸等。

（10）烧：药膳的烧制法，一般先将原料经过煸、煎、炸处理，接着进行调味调色，然后再加汤或清水，用武火烧滚，再改用文火焖，烧至卤汁稠浓即可。其特点是卤汁少而黏稠，味鲜，软嫩。

（11）熬粥：药膳的粥制法，将药食原料淘洗干净，加入适量汤汁或清水，先用武火煮沸，再用文火熬至浓稠即成。其特点是味道清淡，如山药粥。

## 制作药膳的技巧

药膳能够给人们带来一种美食的享受，吃后回味无穷。若食用药膳像吃药那样勉强、难受，就失去了药借食味、食借药味、食疗并用的意义。因此，制作既可口又有保健作用的佳肴，是有一定讲究的，主要应注意以下几个方面：

**选料**

药膳主要由药材、食材、汤、调料四部分组成，每一环节选料的好坏都会影响最终药膳的质量，因此，选料主要是对这四者进行严格挑选。

【药材】

制作药膳的药材必须具备可食性及补益性强的特点。选择时须严格把握质量关，伪劣品种以及霉变的药材不能选用。在煎煮前必须将药材洗净、充分浸透。一般在锅内先放药材，后加冷水，浸泡1小时左右，使药材中心也能浸透，以利于有效成分的析出。加水量应根据药材的多少确定，浸泡药材用的水可以与药物一起放入砂锅内烹调。

【食材】

五谷类、干果类食材需挑去其中的杂质,再用水淘洗干净,但淘洗次数不宜过多,也不要用手搓,以免造成水溶性维生素和矿物质的流失。淘洗干净后应尽快加水煮熟,一般加温热水较好。煮时不可放碱(小苏打之类),以防止维生素 $B_1$ 的损失。

蔬菜和水果类食材应选取新鲜品,先洗后切,块宜切得大一些。如需要切成细丝或碎丁,应随切随吃,以免食材的营养成分被氧化破坏。烹调时间宜短,一般在炒锅刚热的时候放入,以减少维生素C的损失。能生吃的蔬菜应尽量生吃,以吸收更多的维生素C和胡萝卜素。

乳、肉、蛋类食材应新鲜,不能选用变质的。洗涤时要去腥除膻,否则会影响药膳的味道。这类食材受烹调的影响较小,久煮、久炖不会影响其中的补益成分,但应注意不要油炸,因油炸可使其中的蛋白质凝固,不容易消化吸收。

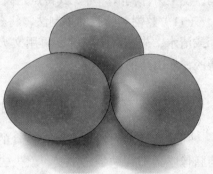

鸡蛋

【汤】

汤的主要溶剂是水,所以水的多少对汤的制作极为重要。量要适中,一次加足,冷水下锅,中途不宜再加水。因为水沸以后投入原料,原料表面骤然受到高温,外层蛋白质凝固,内部蛋白质就无法大量溶于水,汤汁就不会鲜美。若中途加水,会使原料骤然受冷收缩,同样影响蛋白质和脂肪的溢出。

【调味品】

调味品能使无味的原料获得鲜美的滋味,为药膳增添滋味。调味品的种类很多,根据自己的爱好可有咸味、酸味、甜味、辣味、香味等不同选择。调味的方法一般有三种:一是基本调味,即在原料下锅加热前放入调味料,而使原料有一种基本味,还有消除腥膻味的作用;二是正式调味,即在加热过程中再投入一些调味品,达到自己喜欢的口味;三是辅助性调味,即加热后对前两种调味仍未达到口味要求的再次调味。

投放调味品的时间要适当，如不能先在汤内放盐，因为盐有极强的渗透作用，最易渗透到原料内部，使原料内部水分排出、蛋白质凝固，影响水溶性蛋白质外溢。另外，葱、姜、蒜、酒不能多放，否则会影响汤汁本身的鲜味。

**配料**

几种食材放在一起制作的过程中，既要发挥食材间的相互协同或拮抗作用，取长补短，以取得更好的进补效果，又要根据不同情况对某些食材加以忌口，否则就起不到进补的作用，甚至会产生不良的后果。

配料的方法大致有两种，一种是作用相同或接近的食物相配，使其产生协同作用，提高进补效果。如大枣、龙眼肉、赤小豆、花生相配，煮熟后食用，治疗贫血及血小板减少的作用比只用单味食物时要强。另一种是用一种食材制约另一种食材性味的相配方法。如羊肉虽有补阳散寒的作用，但多吃容易出现流鼻血、口苦等上火症状，所以容易上火的人在吃羊肉时可与萝卜同煮，这样既取了羊肉的温补作用，又用萝卜消除了羊肉的热性。又如，吃河蟹时放点生姜，就可以减弱河蟹的寒凉之性，使脾胃虚寒的人不易出现腹痛、腹泻等症状。

**火候**

制作药膳的火候通常是先用旺火，后用文火。先用旺火的目的是迅速提高冷水的温度，原料中的营养在水温逐渐升高时，由外而内逐渐受温度的作用，营养物质大量溢出到汤内。然后改为文火，目的是使原料内部的营养成分能完全溢出。蛋白质在文火中可继续水解，溶于水中，如果继续使用旺火，则蛋白质会凝固，不易溢出，将影响药膳的补益作用。

## 选择药膳的原则

小儿因消化功能尚未健全，饮食不知节制，易患积滞，因此，小儿食用的药膳应选用健脾胃、助消化的食材，如麦片、扁豆、鱼类、鸡蛋等。

青壮年身体健康，一般无须刻意补益，只要平时饮食合理，注意营养均衡即可，或者选用一些滋养清补类的食材，如老鸭、蛋类、水果等。

老年人肾气渐衰，肝肾不足，所以补益肝肾对老年人是必不可少的。另外，老年人各方面的生理机能逐渐衰弱，常表现为皮肤干燥、头晕眼花、耳鸣腰酸、容易生病，所以老年人也应该注意补益气血，服用药膳时可选用蜂蜜、鸽肉、芝麻、核桃、栗子、海参等食材。

不同年龄段的妇女由于其生理状态不同，服用药膳应根据不同年龄特点和需要来补益身体。少女发育尚未成熟，药膳一般应以补肾气、益精血为主，可选用鸡蛋、黑豆、猪肝、大枣等食材；青壮年妇女有月经、妊娠、生产、哺乳等生理压力，血液易亏，药膳应以健脾胃、补肝血为主，可选用大枣、鸡蛋、芝麻、猪肝、桂圆等食材；老年妇女进入更年期，肾阴阳两虚，药膳应以益肝补肾为主，可选用大枣、核桃、芝麻、鸭、鱼、蜂蜜、乳品、燕窝、银耳等食材。

总之，药膳的选择应以有利于本人健康为原则。

## 食疗药膳的特点

药膳是中国传统医药理论与烹调经验相结合的产物，是中国医学的一枝独秀。既有医疗保健的实用性，又有祛病强身的科学性，其特点如下：

**药食同源**

药食同源，大致包含两个方面的意义：一是食品本身可以视为药物的一部分。从最早的中药书《神农本草经》到清代的《本草备要》，包括著名的《本草纲目》都将食品包含在药物中。在这些书籍中，即辑录有食疗和药膳方。

当然，食品和药品毕竟不同，食品可以当药品使用，但药品不能当食品食用。药品的治疗作用专而精，以治疗疾病为其专责，对于许多疾病，必须用药物治疗。食品虽有一定的治疗作用，但其治疗作用有限，往往只能起辅助作用。药品可以治病，但不能长期使用,而食品则可以长期食用。此外,药品有不良反应,食品的毒副作用则可忽略不计。

另一方面,食品和中药一样,也有四气、五味的不同,也可以按照寒热温凉的不同,辨证施用。因此,在运用食疗药膳时,也要了解一些中医理论以及中药的药性理论。药食同源,也同源于这个中医理论。

**以中医药理论为基础**

中药是中医学的组成部分,我国中药资源甚为丰富,提供了做药膳的良好条件。在目前发现的8000多种药物中,不计算食品在内,另有500种可供做药膳使用,如人参、贝母、天麻、冬虫夏草等。应用中药必须以中医学理论为基础,如阴阳五行、脏腑经络、辨证论治,再结合食物的性能做严密的组合。任何一种药物或食物都具有自身的特性和作用,如川贝母性甘寒,具有清热润肺、化痰止咳的作用,主治肺热久咳痰多;而食物梨性味甘微酸凉,具有润肺消痰、清热生津的作用,也可用于热咳、燥咳、热病津伤口渴。如老年人久咳不已,口干、口渴、痰不易

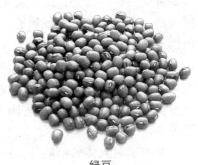

绿豆

咳出,可以取梨1个,削去皮,挖出核,在其内加入川贝粉、冰糖,蒸熟食,这就是药膳,它是按中医对药物和食物的认识进行配合应用的。

中医认为药物和食物均有寒、热、温、凉、平不同的性质,凡能够减轻或消除热证的药物和食物,性属于寒性或凉性,如金银花、菊花、苦瓜、绿豆,寒性或凉性的药物和食物具有清热、泻火、凉血、解毒的作用;而干姜、丁香、辣椒、狗肉等温性或热性的药物和食物具有温里、散寒、助阳、通络的作用。药膳要针对体质的寒热不同而辨证用膳。

**辨证施膳**

辨证论治是药膳制作的重要特点。依据中医学理论,对每一个

病种都应做到"组药有方，方必依法，定法有理，理必有据"。

不仅用药如此，在食物的选择上也是如此，必须运用辨证的方法和论治原则，在正确辨证的基础上，采取相应的治疗方法，选药组方或选食配膳，才能取得预期的效果。例如，出现精神困倦、四肢软弱、短气懒言、头昏自汗、食欲不振、胃腹隐痛、便溏腹泻、舌质淡、舌苔白、脉缓无力等证候，中医称为脾虚气弱证。这时就要应用健脾益气药膳。健脾益气药膳选用的中药有：党参、白术、山药、大枣、茯苓、薏苡仁、莲子、芡实之类。食用的药膳有：参枣米饭、山药汤圆、茯苓包子、益脾饼、大枣粥等。

不同季节人们服用的药膳也不相同，药膳学有四季四补之说，即春天气候温和，万物生长向上，五脏属肝，应以肝主疏泄为主，需要补肝，称为升补，适宜食用乌肝片、妙香舌片等药膳；夏季气候炎热，人体喜凉，五脏属心，需要清补，适宜食用西瓜盅、荷叶凤脯等药膳；秋季气候凉爽，五脏属肺，需要平补，适宜食用菊花肉片、参麦团鱼、玉竹心子等药膳；冬季气候寒冷，阳气深藏，五脏属肾，寒邪易伤肾阳，需要滋补，适宜食用归芪鸡、龙马童子鸡等药膳。另外，还有一些四季皆宜的药膳，如茯苓包子、银耳羹等。

除四季对人体的影响外，地理、环境、生活习惯等的不同，都不同程度地影响着人们的生理、病理，影响着疾病的走向等，因而必须辨证施膳。

**药膳以调配合理适用为原则**

在应用药膳的过程中，十分强调其合理性、完整性。从保健药膳的角度来说，就是要求食用可口，不苦，易于被人接受，且多吃不会导致身体的不适。

药物与食物调配必须遵循中医药的理论原则，违反其调配原则不但无益，反而有害。食物都有营养的作用，药物都有纠正身体偏差的作用，但是必须结合自身的情况补养。如羊肉含有很高的营养价值，对于气虚羸瘦、疲乏无力补益作用很好，但唐代医学家孙思邈说："六月食羊肉，伤人神气。"这是因为羊肉热性助阳，夏季吃了很不合适，宜冬季食用。在配膳方面羊肉宜与性温热的食物、药物同用,而不宜与性寒凉的药物、食物同用。

**食药结合**

从药膳配方可以看出,作为药膳的原料,主要有3大类:

(1)主要用于日常生活的食物:如属粮油类的粳米、糯米、大麦、小麦、高粱、马铃薯、荞麦、粟米、玉米、花生、豆油、菜油、麻油、花生油等;属豆类的绿豆、绿豆芽、菜豆、豌豆、蚕豆、黑豆、黄豆芽、豆腐浆、豆腐、豆腐皮等;属蔬菜类的芹菜、大白菜、卷心菜、菠菜、黄花菜、韭菜、芥菜、茄子、西红柿、白萝卜、胡萝卜、竹笋、莴苣、辣椒、大蒜、木耳、银耳、蘑菇等;属水果、干果类的苹果、香蕉、柿子、李子、柚子、橘子、杨梅、梨、葡萄、桃子、橄榄、栗子、葵花瓜子、甘蔗等;属瓜类的西瓜、丝瓜、冬瓜、黄瓜、苦瓜、南瓜等;属调料、饮料类的白糖、红糖、食盐、酱油、醋、茶叶、牛奶、羊奶、马奶、井水、泉水、矿泉水等;属肉类的鸡、鸭、鹅、猪、牛、羊、鱼等。这一大类,占药膳原料的绝大多数,充分体现了食疗以食物为主的特色。

(2)既是常用食物,也是常用药物:如山药、薏苡仁、黑芝麻、赤小豆、扁豆、海带、白果、荔枝、胡桃肉、龙眼肉、山楂、大枣、石榴、芡实、桑葚、槟榔、生姜、饴糖、酒、丁香、茴香、

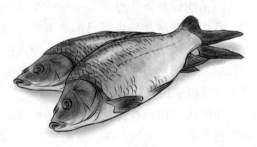

鲫鱼

桂皮、蜂蜜、乌贼、龟等。这一大类表明,食物和药物是相通的,不能截然分开,人类的饮食本来就具有养生治病的作用,药膳有着天然的生命力。

(3)常用药材:如人参、贝母、三七、天麻、丹参、白术、白芍、附子、甘草、沙参、玉竹、当归、肉苁蓉、百合、何首乌、党参、黄芪、黄精、杜仲、马齿苋、生地黄、石斛、荷叶、银花、五味子、菊花、枸杞、冬虫夏草、茯苓等。这一大类在药膳原料中虽然所占比重较小,但强化了药膳的功效,突出了防治针对性,明确

了药膳与普通饮食的区别。

药膳，以食物为主，食药相兼，药助食力，食借药威，相辅相成，相得益彰，集食物、药物的营养强身作用与治疗作用于一体，具有菜肴与中药的两重性。这一特性既显示了药膳与药物治疗、普通饮食的不同，也是药膳深受欢迎的关键所在。

**药膳以传统烹饪技术为手段**

药膳的一个显著特点是能食用，既要可口，又要有保健作用。因此，按中餐的烹饪技术进行料理，融药物作用和食物美味于一体，可采用多种制作手段和方法，如炒、蒸、煨、煮、炖、烧、卤等。如元代《饮膳正要》载的鲫鱼羹，就是将鲫鱼去鳞、洗净，鱼腹内放入陈皮、砂仁、荜茇、大蒜、胡椒、泡辣椒、葱、盐、酱油，先将鱼置锅内煎熟，再加入适量水，炖煮成羹而成，此药膳适宜于老年人因脾胃虚寒所致慢性腹泻、慢性痢疾。

制作药膳时，向来注重其色、香、味、形，这有利于调动胃口，增进食欲。

**以祛病强身为目的**

食用一般膳食的主要目的是消除饥饿、维持生存和获得一种物质享受，服用一般药物的目的是治疗疾病。而食用药膳，除上述两个目的兼而有之外，其最主要的目的还是使体弱者得以增进健康，健康者得以更加强壮。

中国传统医药理论认为：药膳最宜扶正固本，因为它所用药物和食物多系补品，如人参、黄芪、当归、阿胶、枸杞、山药、大枣、鸡、鸭、猪肉、羊肉等，这些都能起到滋身体、补气血、壮阴阳的作用。它既不同于一般食品，又不同于药品。它形是食品，性是药品。这是取药之性，用食物之味，共同配伍，相辅相成，起到食借药力、药助食功的协同作用，收到药物治疗与食物营养的双重效应。药膳食品的剂型为菜肴、饮料、糕点、罐头等，这不同于膏、丹、丸、散，但发挥其所长，在防治疾病上，和其他剂型可收异曲同工之效。良药不苦口，食之味美，观之形美，效在饱腹之后，益在享乐之中。

药膳具有扶正固本、抗老延衰的作用，其选用的药物一般均是补虚强壮药，如当归、人参、杜仲、莲子，选用的食物也大多滋补作用好，如羊肉、鸡、鸭、海参。实验研究证明，具有强身作用的人参、黄芪能增强机体生理功能，改善细胞的新陈代谢和营养，增强免疫功能，增强吞噬细胞的功能，延缓细胞衰老而抗老延年。

在选择药膳时，需把握以增进健康为目的，虽然食物均有营养价值，但因个体差异不可一概而论，补的方法很多，老年人以缓补为宜，徐徐图治，身体自会强健。

## 食疗药膳的配伍

一般情况下许多食物和部分中药都可以单独食用或饮用，但是为了增强它们的可食性和功能，需要把多种不同的食物配合起来或与某些中药配合起来应用，这种互相配合的关系称为配伍。配伍的结果，食物之间或食物与中药之间，其功能可能由于互相影响而使原有的功能有所改变。这些改变，有的是食疗需要的，有的则是食疗不需要的。现分述如下：

**协同增效的配伍**

指两种功能相似或某一方面相似的食物或中药互相配伍后，能够不同程度地增强原有共同或相互有关的功能。如均具有补脾利水功能的鲤鱼、赤小豆，相互配伍后补脾利水的功能大为增强，同时两者所含丰富的蛋白质、维生素 B 族等营养素也可起到互补作用。又如清热解毒、利咽的橄榄与清泻肺胃之热的鲜萝卜配伍，能增强清热解毒、利咽的功能；温补气血的羊肉与补血益肝的当归配伍，能增强补血益肝的功能；补益肺气的人参与补肺肾、定喘的蛤蚧配伍，能增强补气定喘的功能；宁心安神的茯苓与养心安神的酸枣仁配伍，能增强养心安神的功能；清热生津的芦根与养阴生津的麦冬配伍，能增强补肝明目的功能；补脾益气的党参与补肝养血的熟地黄配伍，能增强补血的功能。在这些配伍中，有的虽然两者之间的功能不完全相同或有较大的差异，但其间却有密切的联系，相互配伍均能协同增效。

古代把上述两者功能相似而能增效的配伍称为"相须"，把两者功能不完全相似而能增效的配伍称为"相使"，把它们一并称协同增效的配伍。这一些配伍关系是食疗所需要的，应充分加以利用。

**相互减效的配伍**

指两种功能相反或功能有对抗关系的食物或中药互相配伍后，能够不同程度地减弱原有各自的功能。如温里散寒的红辣椒配伍清热的鱼腥草，或配伍清热平肝的芹菜，或配伍滋阴补肾的海参等，若红辣椒的用量较大（饮食有明显的辛辣味），则可一定程度地减弱双方的功能。在实际生活中，由于红辣椒主要是用来调味的，故主要是减弱了后者的功能。在食疗膳食中，这种明显不协调的配伍同时出现在一种膳食中的情况较为少见，但在一餐中先后进食性质相反的膳食却并不少见。如进食温补的炖羊肉、辣子鸡丁、麻辣水煮牛肉这类食物的同时或稍后，又进食多量性质寒凉的西瓜、冷饮等。至少上述膳食的温热功能会因此减弱，同时也会影响它们的补益功能，如欲用后者清热生津、止渴，前者温补的作用也同时被削弱。

古人把上述配伍关系称为"相恶"，这种配伍关系不利于膳食功能的正常发挥，故配制膳食时应当加以避免。

**其他关系的配伍**

其他关系的配伍不如上述关系的配伍重要和普遍。它包括以下两个方面的配伍：

其一是当两种食物同用时，一种食物的毒性或副作用能被另一种食物降低或消除，前人把这种配伍关系称为"相畏、相杀"。在这种关系中，前者对后者来说是相畏，而后者对前者来说是相杀。因此，相畏、相杀是食物相互作用的不同提法。经验上以橄榄解河豚、鱼、蟹引起的轻微中毒或肠胃不适，以绿豆或大蒜防治毒蘑菇中毒等均属于这种配伍关系。这种配伍关系对使用有毒副作用的食物或中药自然是有利的，但是，比较确切的很少，有的尚待证实。

其二即当两种食物同用时，能产生毒性或明显的副作用，前人把这种配伍关系称为"相反"。古代中药书的记载中，有蜂蜜反生葱、柿反蟹等。若药食合用，尚有海藻反甘草等问题，但均有待进一步证实，从人民群众长期的饮食经验来看，这种情况极为少见。

但由于食疗原料种类很多，相互配伍应用的情况更是多样化，这种可能性仍不宜排除。

在多数情况下，食物通过配伍后，由于增加了食疗原料的种类，不仅可增强原有的功能，还可以产生新的功能。它比用单一的食物有较大的食疗价值和较宽的应用范围，这是配伍的优越性。配伍虽然是就两者之间的关系而言的，但并不是说食物或食物与中药的配伍只限于两种。不过，食物之间或食物与中药的配伍，种类也不宜太多。事实上，在日常食品（如菜肴、糕点、糖果、饮料）的用料中，若把食物和佐料分开，主要食物都不多，在1~3种之间。即使食物与中药同用，也以种类少为好。这里应指出，辅助性食物或佐料在某些膳食中的功能应做具体分析。如一些地区喜欢在凉性蔬菜中加生姜、花椒、辣椒等辛温食物做佐料，其用量很少。因此，不能认为用了这样的佐料就减弱了蔬菜寒凉清热的功能，是相恶的配伍，实际上它们主要是起开胃、增进食欲的作用。

## 食疗药膳的配伍禁忌

药膳的主要原料之一是中药。据资料统计，在数千种中药中，能作为药膳原料的只有几百种，如当归、人参、三七、天麻、何首乌、枸杞子、黄芪、银耳、冬虫夏草等。用中药与食物配伍、炮制和应用时，一定要根据病情和药物与食物的偏性而定。因食物与药物的配伍可相互影响，药膳的配伍是否合宜，将直接影响食疗、药膳的效果。

在长期的生活实践中，人们还摸索出某些有毒副作用的食物，通过配伍后可消除或减低其毒副作用。如生姜能解鱼蟹之腥，紫苏能解鱼蟹之毒。鱼蟹之腥膻及毒副作用能被生姜、紫苏降低或消除，这种配伍类似于中药配伍中的相杀、相畏配伍。能降低或消除另一药、食毒副作用者为相杀；毒副作用能被另一药、食降低或消除者为相畏。二者是同一事物的两个方面，均属食疗药膳中降低或消除毒副作用的配伍方法。可见，日常生活中做鱼、蟹时放入生姜、紫苏，并不单纯在于调味，还有解毒之功。如此配伍，民间流传甚多，如大蒜防治蘑菇中毒，蜂蜜解附子、乌头之毒等。

食疗药膳配伍中，若不掌握食物、药物的性能，则配伍后可能相互拮抗而致原有功效降低甚至丧失。这种配伍属中药配伍中的相恶配伍。此类食物或药物的性能大致相反，故应避免同用。如虚寒之体，在食用羊肉、狗肉等温补气血之类的食物时，同时食用生萝卜、绿豆等食物，则可使前者的温补功能降低。又如食用药膳参药乌骨鸡时，若同时食用萝卜、莱菔子或喝茶，则可使人参、山药、乌骨鸡的补益功能降低，即常言所谓一补一消，作用相抵。因此，食疗药膳进补时，不能同时食用耗气之品。

食疗药膳的配伍不当，不仅可降低功效，甚至还可产生毒副反应，这种配伍属中药配伍中的相反配伍。从长期的饮食经验来看，相反配伍虽极为少见，但必须引起重视。

可见食物如同药物一样，通过配伍可发生不同的变化，产生不同的效果。因此，食疗药膳中必须掌握配伍原则，按照科学的配伍方法应用。

**药物与食物的禁忌**

猪肉：反乌梅、桔梗、黄连。合苍术食，令人动风；合荞麦食，令人落毛发，患风病；合鸽肉、鲫鱼、黄豆食，令人气滞。

猪血：忌地黄、何首乌。合黄豆食，令人气滞。

猪心：忌吴茱萸。

猪肝：同荞麦、豆酱食，令人发痼疾；合鲤鱼肠子食，令人伤神；合鱼肉食，令人生痈疽。

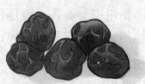

乌梅

羊肉：反半夏、菖蒲，忌铜、丹砂和醋。

鲫鱼：反厚朴，忌麦门冬、芥菜、猪肝。

鲤鱼：忌朱砂、狗肉。

龟肉：忌酒、果、苋菜。

鳝鱼：忌狗肉、狗血。

雀肉：忌白术、李子、猪肝。

鸭蛋：忌李子、桑葚子。

鳖肉：忌猪肉、兔肉、鸭肉、苋菜、鸡蛋。

茯苓：忌醋。

蜂蜜：忌葱。

天门冬：忌鲤鱼。

白术：忌大蒜、桃、李。

人参：忌萝卜。

温中丸：忌茶叶。

药物与食物配伍禁忌是古人的经验记录，后人多遵从。其中有些禁忌虽还有待于科学证明，但没有得出可靠的结论以前还应参用传统说法，以慎重为宜。

**药物与药物的禁忌**

药膳的药物配伍禁忌，遵循中药理论，现在一般采用"十九畏"和"十八反"。"十九畏"的具体内容是：硫黄畏朴硝，水银畏砒霜，狼毒畏密陀僧，巴豆畏牵牛，丁香畏郁金，川乌、草乌畏犀角，牙硝畏三棱，官桂畏石脂，人参畏五灵脂……"十八反"的具体内容是：甘草反甘遂、大戟、海藻、芫花，乌头反贝母、瓜蒌、半夏、白蔹、白及，藜芦反人参、沙参、丹参、玄参、苦参、细辛、芍药……

上述两说是金元时期人们用药经验的概括，虽与实际有一定出入，但至今仍为人们所遵从，非有经验的医家不宜违反。

**服药食忌**

服药食忌，也是古代医药学家的经验记载。元代饮膳太医忽思慧说："刨艮药，不可多食生芜荑及蒜杂生菜，诸滑物肥猪肉、犬肉、油腻物、鱼脍腥膻等物。"具体服药食忌有：

服白术勿食桃、李、雀肉、芜荑、蒜、青鱼等物。

服藜芦勿食狗肉。

服巴豆勿食芦笋、野猪肉。

服黄连、桔梗勿食猪肉。

服半夏、菖蒲勿食饴糖、羊肉。

服细辛勿食生菜。

服甘草勿食菘菜、海藻。

服牡丹勿食生芫荽。

服商陆勿食犬肉。

服常山勿食生葱、生菜。

服空青、朱砂勿食血（凡服药一律忌食各种动物血）。

服茯苓勿食苋菜。

服鳖甲勿食苋菜。

服天门冬勿食鲤鱼。

## 药膳应用的注意事项

**注意药物、食物的相互拮抗性**

滋补性的药物和食物对人体都是有益的，但并非对人体有益的物质就可以随便食用。例如人参是很好的滋补强壮药，能大补元气，补益肺脾，安神益志，生津止渴，凡以气虚为主的身体虚弱均可应用，但不宜与茶叶同用，因为茶叶含有鞣质，能抑制人参中的营养成分人参皂苷被人体吸收，从而降低人参的补益作用。此外如甘草忌猪肉、地黄，何首乌忌动物血、葱、蒜、萝卜，茯苓忌醋等。关于药物与食物的禁忌在《本草纲目》中多有记载。

**注意药物、食物的寒温性质**

一般来说，利用寒性食物、药物配制的药膳宜于夏季及温暖日子食用，利用温性食物、药物配制的药膳宜于冬季及寒凉日子食用。药膳不同于药物，药物中的方剂有时为了更好地适应病情的需要，将不同性质的药物配伍在一起应用，而药膳作为食品运用，一般不宜将性质明显相反的两种物质同用。

**注意药物、食物的制作特性**

由于药膳兼用药物、食物，在制作方法上必须符合其特点。例如滋补性中药熟地、何首乌是乌须黑发、延缓衰老的主要药物，在制作方面不能用铁锅，否则会使药材变色，药物所含的成分还会与铁发生化学反应。例如，老母鸡炖烂后再加天麻稍炖即可，否则将失去防治头晕的作用，这是因为天麻的有效成分遇高热后会遭到破坏，炖煮的时间越长，药效越差。

**注意药物、食物的剂量比例**

药物、食物的主次原则是"以药配膳",使人在不知不觉的食养中达到保健、强身、防病的目的。大补作用的药物剂量一般不宜过大,以防老年人虚不受补。影响脾胃功能的药物,食物剂量则不宜过大。

**注意药物、食物的食用特性**

具有祛邪作用的药物不宜久食,这是因为长期食某种物质会导致体内某种物质过剩或不足,也易产生新的不适。例如冬瓜减肥,同时又利尿,过食则乏力;山楂也能减肥,非肥胖人也不宜多吃。在食用方面某些药膳要防止矫枉过正。药膳不是万能的,还需根据自身的情况采取多种综合疗法。

## 药膳常用的食材

**西洋参**

西洋参为五加科草本植物西洋参的根,性味甘、苦,凉;含有人参皂苷、树脂、挥发油等成分;具有益气生津、润肺清热的功效;适用于气虚所致少气、口干口渴、乏力等症。

**太子参**

太子参为石竹科植物孩儿参的块根,性味甘、苦,微温;含有果糖、淀粉、皂苷等成分;具有温肺、健脾、补气、生津的功效。

**五味子**

五味子为木兰科木质藤本植物北五味子和南五味子的成熟果实,性味酸、甘,温;含有五味子素、苹果酸、柠檬酸、酒石酸、维生素 C、挥发油、脂肪油、糖类、树脂、鞣质等成分;具有益气生津、补肾养心、收敛固涩的功效;适用于肺虚喘嗽、津亏口渴、自汗盗汗、腹泻、神经衰弱等症。

**白术**

白术为菊科植物白术的根茎,性味甘、苦,温;含有挥发油、维生素 A 等成分;具有健脾益气、燥湿利水、益气止汗的功效;适用于脾胃虚弱、不思饮食、倦怠、少气、水肿、泄泻、自汗、胎气不安、小便不利等症。

### 白扁豆

白扁豆为豆科植物扁豆的种子，性味苦，平；含有蛋白质（22.7%）、脂肪、糖类、钙、磷、铁、锌、氰苷、酪氨酸酶等成分；具有健脾和中、消暑化湿的功效；适用于脾胃虚弱、暑湿泄泻、白带等症。

### 川贝母

川贝母为百合科贝母属多种草本植物的鳞茎，性味苦、甘，微寒；含有川贝母碱等多种生物碱；具有化痰止咳、清热散结的功效；适用于阴虚燥咳、咯痰带血等症。

### 半夏

半夏为天南星科植物半夏的块茎，性味辛，温，有小毒；含有挥发油、氨基酸、胆碱、生物碱、葡萄糖苷和醛类等成分；具有燥湿化痰、降逆止呕、消痞散结的功效；适用于湿痰咳嗽、呕吐、反胃、咳喘痰多、胸膈胀满、痰厥头痛、头昏眼花等症。

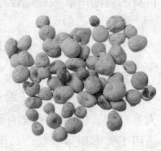

半夏

### 干姜

干姜为姜科草本植物姜的根茎，性味辛，热；含有挥发油（如姜醇、姜烯、姜辣素、龙脑）、树脂、淀粉等成分；具有回阳温中、温肺化痰的功效；适用于肢冷脉微、脘腹胀满冷痛、恶心呕吐、痰饮喘咳等症。

### 附子

附子为毛茛科草本植物乌头块根上所附生的块状子根，性味辛、甘，大热，有毒；含有乌头碱、次乌头碱等多种生物碱；具有回阳救厥、温肾助阳、祛寒止痛的功效；适用于亡阳虚脱、四肢厥冷、风寒湿痹、汗出脉微、虚寒泄泻、脘腹冷痛、阳虚水肿等症。

### 丁香

丁香为桃金娘科乔木植物丁香的花蕾，性味辛，温；含有挥发油（丁香油）、丁香素、鞣质等成分；具有温中止呕、暖肾助阳的功效；适用于脾胃虚寒、呕吐、腹泻冷痛、肾虚阳痿、遗精等症。

### 柏子仁

柏子仁为柏科乔木植物侧柏的种仁，性味甘，平；含有大量脂肪油、少量挥发油、皂苷等成分；具有养心安神、润肠通便的功效；适用于心悸、心烦、失眠、肠燥便秘等症。

### 熟地黄

熟地黄为玄参科植物地黄或怀庆地黄的根茎，性味甘，微温；含有樟醇地黄素、糖类、维生素A、甘露醇、氨基酸等成分；具有滋阴补血的功效；适用于血虚及肺肾阴虚、腰膝痿弱、劳嗽骨蒸等症。

### 阿胶

阿胶为马科动物驴的皮，经漂去毛后，熬制而成的胶块；性味甘，平；含胶原、钙、硫等成分；具有补血止血、滋阴润肺的功效；适用于贫血、心悸、燥咳、咯血、崩漏、先兆流产、产后血虚、腰酸乏力等症。

### 龙眼肉

龙眼肉为无患子科植物龙眼的假种皮，性味甘，温；含有葡萄糖、蔗糖、蛋白质、脂肪酸类、腺嘌呤和胆碱等成分；具有益心脾、补气血、养血安神的功效。

### 北沙参

北沙参为伞形科植物珊瑚菜的根，性味甘、微苦，微寒；含有淀粉、生物碱，果实含珊瑚菜素；具有润肺止咳、益胃生津的功效；适用于肺热燥咳、虚劳久咳、阴伤咽干、喉痛等症。

### 麦门冬

麦门冬为百合科植物沿街草或麦门冬的须根上的小块根，性味甘、微苦，微寒；含有各种甾体皂苷、黏液质、葡萄糖苷、$\beta$-谷甾醇、维生素A样物质等成分；具有养阴润肺、清心除烦、益胃生津的功效；适用于肺燥干咳、吐血、咯血、肺痿、肺痈、虚劳烦热、热病伤津、便秘等症。

# 第二章
# 药膳治疗内科疾病

## 感 冒

感冒是因风邪侵袭人体,以头痛、鼻塞、流涕、发热、恶寒、脉浮等为主要临床表现的疾病。根据其表现特点的不同,临床又分风寒、风热、夹暑、夹湿、夹燥、夹食等证。

本病所用药酒,常用豆豉、葱、姜等配制而成,以治风寒为主,如荆芥豉酒、葱豉黄酒汤;或用附子、肉桂等配制而成,治疗阳虚外感或受寒为主者,如肉桂酒。风热外感者,亦可用药酒治疗,意在用酒以行药势。

**姜糖苏叶饮**

【配方】老生姜3克,苏叶3克,红糖15克。

【制法与服法】将姜洗净,切丝,与苏叶同装入茶杯,加沸水冲泡,盖上盖,泡10分钟,加红糖拌匀,趁热饮完。

【功效】祛风散寒,对恶心、呕吐、风寒感冒有疗效。

**香薷扁豆饮**

【配方】香薷10克,白扁豆12克,陈皮6克,荷叶8克,白糖适量。

【制法与服法】将白扁豆炒黄捣烂,与香薷、陈皮、荷叶用水煮沸10分钟,滤渣取汁,放白糖调味,代茶饮。

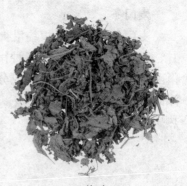

苏叶

【功效】清暑益气，祛湿解表，对感冒、夹暑湿证有疗效。

### 生姜饮

【配方】生姜9克，红糖50克。

【制法与服法】将生姜捣烂，加红糖，开水冲泡，调匀；温服，服后卧床，盖被取汗；每日1次，连服3日。

【功效】适用于风寒感冒。

### 黄豆香菜煎

【配方】黄豆10克，香菜30克。

【制法与服法】将黄豆用水煎煮，15分钟后放入香菜，煎15分钟，滤渣饮汁。每天2次，1天服完。

【功效】辛温解表，健脾胃，对流行性感冒有疗效。

### 鸭梨饮

【配方】鸭梨20克，冰糖少许。

【制法与服法】将鸭梨去皮、核，切成薄片，放入冰镇的凉开水中；将冰糖加入梨水中，拌匀，泡4小时。饮服。

【功效】清热止渴，对感冒引起的发热、咳嗽、口渴有疗效。

### 红枣干姜甘草散

【配方】红枣500克，干姜50克，甘草60克，食盐50克。

【制法与服法】将红枣烘干去核，干姜切碎，甘草、食盐炒匀后，与红枣、干姜共研为末，装瓶备用。每日晨起取6~10克，用沸水冲调服用。

【功效】适用于感冒脾胃虚弱、畏寒肢冷者。

### 扁豆香薷银花汤

【配方】扁豆30克，香薷15克，金银花15克，白糖适量。

【制法与服法】将扁豆洗净，同香薷、金银花共入锅中，加水适量，煎25分钟，去渣取汁，调入白糖即成，代茶频饮。

【功效】对夏季的风热型感冒效果较好。

### 绿豆薄荷粥

【配方】绿豆30克，薄荷10克，粳米100克。

【制法与服法】将薄荷洗净，入锅中，加水适量煮10分钟，滤渣取汁备用；绿豆和粳米洗净，加水适量入锅中，煮至烂熟，再加入薄荷汁即成；分早晚2次服食，连用3～5日。

【功效】对暑热季节的风热感冒效果较好。

### 山楂银花饮

【配方】山楂12克，金银花30克，蜂蜜50毫升。

【制法与服法】山楂和金银花共入锅中，水煎后取渣再煮汁1次，两汁合一大碗，加入蜂蜜后即成。随时饮用。

【功效】适用于风热感冒。

### 生姜粥

【配方】生姜30克，粳米100克，葱白5根，米醋适量。

【制法与服法】生姜洗净切片后，同粳米共入锅中，加水适量，煮至粥烂，加葱白再煮沸，加米醋后即可；趁热服食，服后盖被取微汗。

【功效】适用于风寒感冒。

### 牛蒡子粥

【配方】牛蒡子20克，粳米100克。

【制法与服法】将牛蒡子洗净，纱布外包后，入锅中，加水适量，煎20分钟，滤渣取汁一大碗，再同粳米共入锅中，加水适量，小火熬粥即成；分早晚2次温服，连用2～3日。

【功效】适用于风热感冒。

### 苦瓜萝卜汤

【配方】苦瓜1个，葱白10根，白萝卜15克。

【制法与服法】苦瓜和白萝卜洗净后切块，加水适量，入锅中煮沸，加葱白，离火即成；每日2剂。

【功效】流感流行时可经常服用。

### 豆豉葱白饮

【配方】豆豉30克，葱白15克。

【制法与服法】将豆豉和葱白洗净后，共入锅中，加水250毫升煮沸，去渣取汁即成，代茶趁热饮。

【功效】适用于风寒感冒。

### 醋大蒜

【配方】大蒜头15个，食醋适量。

【制法与服法】将大蒜头放入有盖的容器中，加入食醋，并盖紧，放7日后即可食用；随意服食。

【功效】对流行性感冒有较好的预防作用。

### 板蓝根茶

【配方】板蓝根10克。

【制法与服法】将板蓝根放入保温杯中，加入刚煮开的沸水，盖紧杯盖，焖片刻后即可饮用，每日1～2次。

【功效】流感流行时可经常服用。

### 香菜豆干丝

【配方】香菜50克，豆腐干100克，精盐、味精、麻油、白糖各少许。

【制法与服法】豆腐干切细丝，同香菜入沸水中略汆，取出后加精盐、味精、麻油、白糖等，拌匀即成；佐餐食用，每日1剂。

板蓝根

【功效】流感流行时可经常食用。

## 咳　嗽

咳嗽为临床常见病证。有因外感六淫，肺失宣降引起者；有因脾虚失运，酿湿生痰，上渍于肺，壅塞肺气，影响气机出入引起者；有因肝郁化火，木火刑金引起者；有因肾虚不能纳气引起者。根据其表现特点，临床又常分为风寒咳嗽、风热咳嗽、火热咳嗽、痰热咳嗽、痰湿咳嗽、阴虚咳嗽、阳虚咳嗽、气虚咳嗽、燥咳、木火刑金等证。

治疗本病的药酒，有以滋阴养血为主者，如阿胶酒、西洋参酒等，常用于阴虚咳嗽；有以润燥为主者，如叶酸桑葚酒、绿豆酒，常用于燥咳；有以散寒为主者，如寒凉咳嗽酒；有以补肾纳气为主者，如红颜酒；有以舒肝化痰为主者，如香橼醴；有以镇咳化痰为主者，如百部酒。临证可根据咳嗽的表现，分别选用相应的药酒。

### 冬瓜皮汤

【配方】冬瓜皮 30 克，蜂蜜适量。

【制法与服法】冬瓜皮加水 200 毫升，煎汤一大碗，加入蜂蜜，调匀后即成，常服。

【功效】对各种咳嗽均有益处。

### 橘饼葱白汤

【配方】橘饼 2 个，葱白 4 根，冰糖 30 克。

【制法与服法】橘饼切块，葱白切段，加水 200 毫升煮汤，水沸后加入冰糖即成，常服。

【功效】对肺热咳嗽有效。

### 百合枇杷鲜藕汤

【配方】鲜百合 30 克，枇杷 30 克，鲜藕 30 克。

【制法与服法】枇杷去皮洗净，同百合、鲜藕共入锅中，加水适量煮汤，可加白糖适量，每日 1 次。

【功效】治疗肺燥干咳效果较好。

### 花生杏仁黄豆汤

【配方】花生米 30 克，甜杏仁 15 克，黄豆 40 克。

【制法与服法】将以上 3 味洗净后，加水共研磨成浆，滤渣取汁，加水适量，于小火上煮沸饮用；每日 2 次，连用 20 日。

【功效】适用于肺寒咳嗽。

### 百合党参猪肺汤

【配方】百合 30 克，党参 15 克，猪肺 150 克，食盐适量。

【制法与服法】将党参、百合共入锅中，水煎 2 次，去渣取汁一大碗，再同猪肺共入锅中，加水适量煮熟，加入食盐稍煮即成；吃肺喝汤，每日 1 剂，连用 3～5 日为 1 个疗程。

【功效】适用于肺虚咳嗽反复难愈者。

### 鸭梨膏

【配方】鸭梨 2000 克，蜂蜜 3000 毫升。

【制法与服法】将梨洗净，去皮、核，切碎，以洁净的纱布绞汁，倒入锅中煎熬，至浓稠如膏时加入蜂蜜，小火熬至沸，离火，待冷装瓶备用；每次服 1～2 匙，温开水冲服，每日 2～3 次。

【功效】对肺燥咳嗽效果较好。

### 核桃山药冰糖蜜

【配方】核桃仁 250 克，山药 125 克，蜂蜜 150 毫升，冰糖 30 克。

【制法与服法】将核桃仁水烫去衣、切细粒，山药研粉，同蜂蜜、冰糖共入瓷盆内，加水少许，搅匀，上锅隔水蒸 2 小时，离火；每次 1 匙，温开水送下，每日 2 次。

【功效】适用于肺肾两虚的长期咳嗽。

### 沙参山药炖鹅肉

【配方】鹅肉 350 克，北沙参 15 克，怀山药 25 克。

【制法与服法】将鹅肉切小块，北沙参用纱布包好，共入锅中加水煮沸 10 分钟，加入洗净切块的山药，炖熟烂即成；佐餐服食，每日 2 次食完，连用 5～7 日为 1 个疗程。

【功效】对肺燥咳嗽效果较好。

### 红糖鲫鱼汤

【配方】鲫鱼 250 克，红糖 50 克，醋、葱各少许。

【制法与服法】鲫鱼去鳞及肠杂，加水适量烧汤，煮开后加红糖、醋、葱，改小火煮至鱼肉酥烂后即可；佐餐服食，每日 2 次食完，连用 7 日为 1 个疗程。

【功效】治肺虚久咳。

### 芝麻乌梅冰糖汤

【配方】芝麻 120 克，乌梅 15 克，冰糖 30 克。

【制法与服法】乌梅用温开水泡 1 日，连汤煮开，再加芝麻、冰糖，用旺火烧开后，改小火煮 20 分钟即可；取汁饮用，每日 1 次，连用 7 日为 1 个疗程。

【功效】主治干咳无痰之肺燥咳嗽。

### 橄榄豆腐皮汤

【配方】橄榄 20 粒，豆腐皮 50 克，白糖适量。

【制法与服法】橄榄打碎，豆腐皮撕碎后共入锅中，加水适量烧开后再煎 20 分钟,去渣取汁,加入白糖即可;每日 1 次,连用 7 日为 1 个疗程。

【功效】主治干咳无痰或少痰的肺燥咳嗽。

### 川贝陈皮哈密瓜汤

【配方】哈密瓜 200 克,川贝粉 9 克,陈皮 3 克。

【制法与服法】哈密瓜连皮洗净后切碎,同川贝粉和陈皮共入锅中,加水适量,煮沸后去渣取汁。每日 1 剂,连用 7~10 日为 1 个疗程。

【功效】对肺热咳嗽有效。

## 哮 喘

哮以突然发作,呼吸喘促,喉间哮鸣有声为特征,喘以气息迫促为主要表现。哮必兼喘,故哮病又称为哮喘。喘可见于多种急、慢性病程中,当其成为这些疾病在某一阶段的主证时,即称作喘证。哮喘有发作期和缓解期,一般在发作期较少用药酒治疗,以缓解期用之为多。在我国古代,较少用药酒治疗哮喘,在防治慢性气管炎、咳喘、肺心病的过程中,人们发现,药酒亦不失为治疗哮喘的一个有效手段,

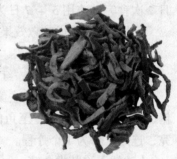

陈皮

值得努力发掘。但应注意,对某些酒哮者或对酒过敏者,不宜用药酒治疗。

### 冬虫夏草老鸭煲

【配方】冬虫夏草 15 克,老鸭 1 只。

【制法与服法】将老鸭宰杀后去毛及内脏,洗净,将冬虫夏草放入鸭腹内,加水适量,入砂锅炖熟烂后,调味即可,每周 1~2 次,连服 4 周。

【功效】立冬前支气管哮喘缓解期服用较好。

### 核桃炖杏仁
【配方】核桃仁30克,杏仁10克,生姜3片,蜂蜜适量。
【制法与服法】核桃仁和杏仁加水适量炖熟,再加入生姜、蜂蜜搅匀即成;吃核桃仁、杏仁,喝汤,每日1剂。
【功效】适用于支气管哮喘缓解期。

### 橘饼杏仁川贝汤
【配方】橘饼1个,杏仁10克,川贝母3克,冰糖30克。
【制法与服法】橘饼洗净切小块,同杏仁、川贝母共入锅中,加水适量煮沸,再加冰糖,溶化后再煮片刻即成;每日1次,早餐前服,连服10日。
【功效】适用于支气管哮喘急性期。

### 蜂蜜冲鸡蛋
【配方】蜂蜜30毫升,鸡蛋1个。
【制法与服法】蜂蜜加水烧开,鸡蛋磕入碗内打散,用烧开的蜂蜜水冲后即成,每日1~2次。
【功效】适用于支气管哮喘缓解期。

### 柿饼鸡血汤
【配方】柿饼4个,鸡血100毫升。
【制法与服法】柿饼切碎,加水适量煮沸后,再加入鸡血,煮熟后即成;每日1剂,连用10日。
【功效】适用于支气管哮喘急性期。

### 白果麻黄甘草汤
【配方】白果仁6克,麻黄5克,甘草6克。
【制法与服法】白果仁洗净,和麻黄、甘草同入锅中,加水适量煮沸后即成;每日1剂,连用4~6日为1个疗程。
【功效】适用于支气管哮喘急性期。

### 萝卜杏仁煮猪肺
【配方】萝卜200克,猪肺250克,杏仁10克,姜末、精盐、味精各少许。
【制法与服法】萝卜去皮切块,猪肺洗净切块,同入锅内加水煮开,加姜末少许,改小火(不盖盖)煮至肺烂,加杏仁再烧开,加精盐、味精即可；每日1剂，佐餐服食。

【功效】适用于支气管哮喘急性期和缓解期。

### 百合蒸梨

【配方】百合9克，梨1个，白糖15克。

【制法与服法】梨洗净后去核，切片，与百合、白糖放入一大碗内，入蒸笼隔水蒸，至百合烂熟即成；每日1次，连用7日为1个疗程。

【功效】适用于支气管哮喘急性期。

### 麻黄根煮猪肺

【配方】猪肺250克，麻黄根10克，红枣2枚，葱、姜、料酒各适量。

【制法与服法】猪肺洗净切块，与麻黄根同煮开，加葱、姜、料酒适量及红枣，改小火煮至猪肺烂熟，调味后即可；吃肺喝汤，佐餐服食。

【功效】适用于支气管哮喘急性期。

### 萝卜汁甜豆腐

【配方】豆腐500克，饴糖100克，萝卜100克。

【制法与服法】萝卜洗净切碎后，搅汁备用，豆腐切块，加饴糖、萝卜汁及水适量，烧开后再略煮即可；每日1剂，分3～4次服，连用7～10日。

【功效】适用于支气管哮喘急性期。

### 蜜糖番木瓜

【配方】番木瓜1个，蜂蜜60毫升，冰糖30克。

【制法与服法】番木瓜去皮，从顶上开一口，挖去瓤子洗净，将冰糖砸碎同蜂蜜一起放入番木瓜内，入蒸笼蒸半小时后即成；分2～3日食完，可连服番木瓜数个。

【功效】适用于支气管哮喘急性期。

### 冰糖冬瓜

【配方】冬瓜500克，冰糖50克。

【制法与服法】冬瓜去皮切片，放入一大碗中，冰糖砸碎撒在冬瓜上，入蒸笼蒸1小时后，去渣取汁即可；饮汁，每日1剂，分

2～3 次服用。

【功效】适用于支气管哮喘急性期。

### 葶苈子粥

【配方】葶苈子 10 克，大枣 5 枚，粳米 50 克，冰糖适量。

【制法与服法】将葶苈子拿纱布包好，放入水中煎汁，滤渣取汁，加入去核的红枣、粳米，煮粥，加入冰糖即可；早晚 2 次，温服。

【功效】泻肺定喘，对咳嗽气喘、痰多、胸胁痞满有疗效。

### 萝卜杏仁猪肺汤

【配方】白萝卜 500 克，苦杏仁 15 克，猪肺 250 克，生姜 10 克，食盐、酱油、味精、大蒜、大葱、胡椒粉各适量。

【制法与服法】猪肺放入沸水中余过，去血水，切成块，白萝卜去皮切片，生姜切碎，与猪肺块一同在热油锅中煸炒，加水，用武火烧开，改用微火炖烂后加入调味品；吃猪肺、白萝卜，喝汤，每日 1 剂，分 3 次，连服 1 周。

【功效】清热宣肺，化痰平喘，对肺热哮喘有疗效。

### 葵花子红糖饮

【配方】葵花子 15 克，红糖适量。

【制法与服法】葵花子、红糖入锅，加水，沸后 5 分钟即可；趁热饮用，每日 1 剂，代茶饮，连服 7 日。

【功效】行气化痰，温肺平喘，对支气管哮喘有疗效。

### 菠杏猪肺汤

【配方】核桃仁 10 克，菠菜子 6 克，甜杏仁 15 克，猪肺 500 克，生姜 9 克，酱油、葱段、味精、食盐、大蒜各适量。

【制法与服法】将猪肺洗净，过沸水焯去血水，切块，与核桃仁、菠菜子、甜杏仁、生姜、酱油、葱段、大蒜同入砂锅，加水适量，用武火煮沸，再改用微火炖烂，放

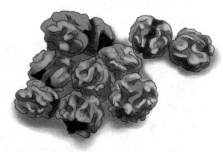

核桃仁

调味品；分 2 次食用，每日 1 剂，连服 7 日。

【功效】补肺益肾，止咳平喘，对老年性肺虚哮喘、肺气肿有疗效。

## 呃 逆

呃逆是一种常见的症状，有轻有重。轻者偶尔发作，常可自行消失。有时通过突然惊吓、快速饮水等方法，也可有效缓解。若呃逆持续不止，则需要用食物和药物治疗。食疗时可将其分为虚、实两大类：实证者呃声响亮，两呃之间的时间较短，病人多体质强壮；虚证者呃声低弱，呃逆断断续续，病人多体质虚弱。若呃逆长期不愈，又没有发现明确原因，需注意进行肺、膈及上腹部脏器的系统检查。

### 鸡内金散

【配方】鸡内金 6 克，食盐少许。

【制法与服法】将鸡内金和食盐共研细末；饭前温开水送服，每日 1 次，连服数日。

【功效】虚、实呃逆均可使用。

### 麻雀陈皮姜枣汤

【配方】麻雀 3 只，陈皮 6 克，红枣 10 枚，生姜 10 克。

【制法与服法】将麻雀去毛及内脏，洗净切块，陈皮、生姜洗净切丝，同红枣共入锅中，加水适量，炖熟调味后即可。每日 1 剂，连用数剂。

【功效】适用于呃声低弱、面色苍白、手足不温之阳虚呃逆。

### 萝卜柿蒂炖兔肉

【配方】兔肉 150 克，萝卜 100 克，柿蒂 10 个。

【制法与服法】兔肉切小块，同洗净切块的萝卜、柿蒂共入锅中，加水煮熟后，调味即成；吃兔肉，喝汤，连服 3～5 日。

【功效】对虚证呃逆效果较好。

### 生姜粥

【配方】生姜 10 克，粳米 100 克。

【制法与服法】生姜洗净切碎后备用，粳米入锅中，加水适量煮至粥烂时，加入生姜末，再煮片刻即可，佐餐食用。

【功效】治胃寒实证呃逆。

### 凉拌皮蛋

【配方】皮蛋 2 个，酱油、味精各适量。

【制法与服法】将皮蛋剥壳，切成小块，加酱油及味精后装盘即可，佐餐食用。

【功效】治胃热实证呃逆。

### 酥蜜粥

【配方】酥油 30 克，蜂蜜 30 毫升，粳米 100 克。

【制法与服法】粳米淘净，入锅加水 800 毫升煮粥，快熟时放酥油、蜂蜜，用微火煮片刻；每天喝 2 次，连服 5 天。

【功效】清热，润肠，对呃逆有疗效。

# 头 痛

头痛是临床上常见的自觉症状，可见于多种疾病中，如感冒、中风、头颅内的炎症和肿瘤等。这里介绍的是以头痛为主要症状的疾病，如血管性头痛、紧张性头痛等。食疗时一般将其分为外感和内伤两大类。外感头痛起病急，常有感受风寒的病史；内伤头痛起病较缓，反复不愈，和情绪、饮食、体质等有关。

### 菊花饮

【配方】菊花 15～30 克，白糖 50 克。

【制法与服法】将菊花放入茶壶内，用开水浸泡片刻，加白糖搅匀即可，代茶饮用。

【功效】适用于外感型头痛。

### 养脑鱼头汤

【配方】核桃仁 15 克，何首乌 15 克，天麻 6 克，胖头鱼鱼头 1 个，生姜 3 片，精盐、味精各适量。

【制法与服法】核桃仁、何首乌和天麻用纱布包好，与胖头鱼鱼头、姜片入汤锅共煮汤，至肉烂时加精盐、味精等调味即成；弃药包，吃肉，喝汤，佐餐食用。

【功效】适用于内伤型头痛。

### 川芎荷叶粥

【配方】川芎15克,鲜荷叶1大张,粳米100克。

【制法与服法】将荷叶洗净,剁成碎片,川芎切片,共入砂锅后加水适量,中火煎15分钟,滤渣取汁一大碗,再加入粳米,小火熬成粥;每日早餐服食,连服数日。

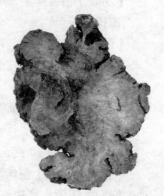

川芎

【功效】适用于外感型头痛。

### 天麻猪脑羹

【配方】天麻10克,猪脑1个。

【制法与服法】天麻洗净,同猪脑共入锅中,加水适量,小火炖成稠厚的羹汤,捞去药渣即成;吃猪脑,喝汤,1日吃完,经常食用。

【功效】适用于内伤型头痛。

### 蚕豆花汁

【配方】干蚕豆花250克,冰糖50克。

【制法与服法】将干蚕豆花放入碗中,加水没过一指高,浸2小时后加入冰糖,隔水蒸半小时即成;每日1剂,分2~3次服用,服前略加热。

【功效】适用于外感型头痛。

### 豆腐干拌芹菜叶

【配方】嫩芹菜叶250克,豆腐干100克,精盐、味精、麻油各适量。

【制法与服法】嫩芹菜叶洗净,入沸水中烫过后略凉;豆腐干沸水烫后切丝;将两者放入盘中,加精盐、味精,淋麻油适量,拌匀后即可,经常佐餐食用。

【功效】对高血压引起的头痛有效。

### 川芎白芷蒸酒酿

【配方】糯米酒酿100克,川芎6克,白芷6克。

【制法与服法】将川芎和白芷切碎后,用纱布包好,放入酒酿内蒸20分钟即成；去药包，吃酒酿。

【功效】适用于外感型头痛。

**马兰头煮鸭蛋**

【配方】青壳鸭蛋10个，马兰头250克。

【制法与服法】将鸭蛋与洗净切碎的马兰头同煮，至鸭蛋熟后，取出鸭蛋，剥去蛋壳，再煮至蛋呈乌青色即成；每日吃蛋1个，喝汤，连用10日为1个疗程。

【功效】适用于外感型头痛。

**山楂桃仁粥**

【配方】山楂30克，桃仁15克，粳米100克。

【制法与服法】将桃仁洗净捣烂，放入砂锅，加水适量煎30分钟，滤渣取汁一大碗，再同洗净切碎的山楂和淘洗干净的粳米共入锅中，加水适量，小火熬粥即成；早晚分2次服，连用7～10日。

【功效】适用于偏头痛。

# 便 秘

便秘即指排便不畅，分虚、实两大类。实证者一般由于肠道干燥所致，常见大便次数减少、粪质干燥坚硬、排出困难；虚证者多因肠道推动乏力所致，故大便并不干燥，且有便意，但排便困难。食疗对于便秘有着较好的效果，食物以选用滋润疏利通导者为主。油腻肥厚之品助热，实热便秘应慎用，但油脂有润肠的作用，可适量服用。大麦、荞麦、黄豆、番薯、菠菜、空心菜、苋菜、芋艿、韭菜、萝卜、槟榔等都有宽中下气、利大便的作用，可常食用。香蕉、蜂蜜、芝麻等润燥通便，经常食用效果好。同时，养成每日排便的习惯对于治愈便秘也是非常必要的。

**当归老鸭汤**

【配方】老鸭1只，当归30克。

【制法与服法】当归洗净，老鸭开腹去肠杂，切块；两者共入锅中，煮至鸭肉烂熟后调味即成。弃药，吃肉喝汤，每日1次，佐餐服食，连用3～5日。

【功效】对气血亏虚便秘效果较好。

### 海蜇皮粥

【配方】海蜇皮 100 克，糯米 100 克，白糖 100 克。

【制法与服法】将海蜇皮切细，以清水浸泡，漂去异味，挤干水分后同糯米共入锅中，加水适量煮粥，待熟时调入白糖即成，供早晚餐服食。

【功效】对实证便秘有效。

### 咸香蕉泥

【配方】香蕉 2 根，精盐少许。

【制法与服法】将香蕉去皮，取肉捣烂，加盐混匀成泥状，空腹食用。

【功效】治大便干结不下并伴有食欲不振的实证便秘。

### 蜂蜜甘蔗饮

【配方】青皮甘蔗 500 克，蜂蜜 20 毫升。

【制法与服法】将青皮甘蔗洗净后，切成小段，加水适量入锅中，旺火煎 20 分钟后离火，加入蜂蜜搅匀即成，经常代茶饮用。

【功效】治大便干结伴食欲不振的实证便秘。

### 牛奶蜂蜜小葱汁

【配方】牛奶 250 毫升，蜂蜜 60 毫升，小葱 30 克。

【制法与服法】小葱洗净后切段，同蜂蜜、牛奶共入锅中，旺火烧开后，改小火煮 10 分钟离火，去葱段即可；每日 1 次，经常食用。

【功效】对长期的虚证便秘效果较好。

### 蜂蜜香油饮

【配方】蜂蜜 65 毫升，香油 35 毫升。

【制法与服法】将香油兑入蜂蜜，开水冲调后即可。早晚各 1 次，经常服用。

【功效】对虚证便秘有效。

### 丝瓜炒蛋

【配方】丝瓜 1 根，鸡蛋 2 个，精盐、味精各少许。

【制法与服法】将丝瓜洗净后去皮切片，鸡蛋磕入碗中，用筷子打匀，炒锅烧热，加入植物油，七成热时倒入丝瓜片炒片刻，再加鸡蛋汁，翻炒片刻后加精盐、味精即成，夏季佐餐经常食用。

【功效】对虚证便秘有效。

### 烧嫩茄子

【配方】茄子300克，蒜片、淀粉各适量。

【制法与服法】茄子洗净后切成片，起油锅，花生油烧至七成热，下茄子，勤翻动，炸至两面皮色金黄时捞出，沥尽油；将锅内油倒出，留少许底油，再回火烧热，放入蒜片煎黄，出香味时，倒入芡汁和茄子同烧，待芡汁浓稠即成，佐餐经常食用。

【功效】对中老年便秘有效。

### 柏子仁粥

【配方】柏子仁15克，粳米100克，蜂蜜2匙。

【制法与服法】将柏子仁洗净后捣碎，同粳米共入锅中，加水适量，旺火煮沸后，小火再煮至粥烂，加入蜂蜜即成。早晚各服用一大碗，连用7～10日为1个疗程。

【功效】对中老年便秘有效。

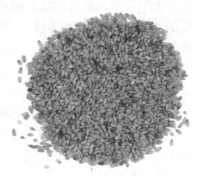

柏子仁

### 桑葚汁

【配方】鲜桑葚500克。

【制法与服法】将桑葚洗净，捣烂后用纱布外包绞汁；每次服1小杯。

【功效】治伴口苦内热、食欲不振的实证便秘。

### 桃花馄饨

【配方】毛桃花30克，面粉90克，瘦猪肉100克，精盐、味精、葱、生姜各适量。

【制法与服法】将瘦猪肉切碎，与葱、生姜剁成泥，加精盐、味精拌匀；将面粉与毛桃花加水揉成面团，制成面皮，包馅做成馄饨，在鸡汤中煮熟。空腹食用。

【功效】利水，通便，对便秘、胀痛有疗效。

### 瓜蒌饼

【配方】瓜蒌瓤（去子）250 克，白砂糖 100 克，面粉 750 克。

【制法与服法】瓜蒌瓤入锅，加水、白糖，用小火熬，做成馅；面粉加水和成软面团，发酵、加碱，擀片，包馅做面饼，烙熟，连续服食。

【功效】润肺，散结，滑肠，对肺燥、咳嗽、便秘有疗效。

### 芝麻杏仁当归汤

【配方】黑芝麻 90 克，杏仁 60 克，大米 90 克，当归 9 克，白糖适量。

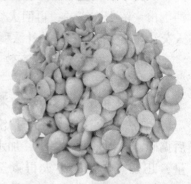

杏仁

【制法与服法】将黑芝麻、杏仁、大米浸水后磨成糊状，加入切片的当归、白糖及水适量，煎汤；每日 1 次，连服数日。

【功效】对实证便秘有效。

### 菠菜猪血汤

【配方】鲜菠菜 500 克，熟猪血 250 克，精盐、白糖各适量。

【制法与服法】菠菜洗净去根须，同猪血共入锅中，加水适量，旺火烧开后片刻即可离火，加入精盐、白糖调味后即成；每日 1 剂，连用 5～7 日。

【功效】对虚、实便秘均有效。

### 韭菜蜂蜜饮

【配方】韭菜 300 克，蜂蜜 50 毫升。

【制法与服法】韭菜洗净后绞汁 1 碗，加入蜂蜜，煮沸即可，可常服。

【功效】对实证便秘有效。

### 麻桃蜜糕

【配方】黑芝麻 100 克，蜂蜜 200 毫升，白糖 100 克，核桃仁 150 克，大米粉 500 克，糯米粉 500 克，橘饼 2 个。

【制法与服法】将黑芝麻、核桃仁炒香研碎，与大米粉、糯米粉拌匀，蜂蜜加白糖、水 150 毫升配成糖水，倒入粉内拌匀，拿粗筛筛出面粉团,将米粉盛入糕模中,上边放切碎的橘饼,用大火蒸 25 分钟,随意食用。

【功效】补中益气,润肠通便,对脾胃虚弱、食欲不振、失眠多梦、健忘、便秘有疗效。

### 螺汁菜烩面

【配方】螺蛳 250 克,青菜 100 克,面条 250 克,熟猪油、调料各适量。

【制法与服法】面条用沸水煮熟,沥干,螺蛳入水 5 小时,与姜片投入沸水中煮沸 5 分钟,取汁,放黄酒煮沸,放青菜,煮沸 3 分钟后,加面条、精盐煮沸,浇上猪油,加味精,早晚食用。

【功效】清热明目,利尿通便。

### 柏子炖猪心

【配方】猪心 1 个,柏子仁 15 克。

【制法与服法】柏子仁放猪心内,隔水蒸熟,每周 2 次。

【功效】养心安神,顺气通便,对气滞便秘、血聚气惊有疗效。

### 葡萄酒大枣汤

【配方】大枣 10 克,白糖 20 克,葡萄酒 50 毫升。

【制法与服法】将大枣去核与白糖同捣成泥,加葡萄酒煮成汤,饮服。

【功效】补气益肾,润肠通便,对气虚便秘有疗效。

### 牛奶蜂蜜饮

【配方】牛奶 250 毫升,蜂蜜 100 毫升,葱汁少量。

【制法与服法】将配料混匀成汁,随意饮用。

【功效】补益肺胃,生津润肠,对便秘、消化不良有疗效。

# 盗 汗

盗汗是指夜间睡眠时出现的汗液外泄,不能自控的病症。其病因病机不外乎表虚邪侵、肺脾气虚、心脾血虚、阴虚火旺、邪热郁蒸等证。

### 糯稻根煮泥鳅

【配方】糯稻根 30 克，泥鳅 90 克。

【制法与服法】先把泥鳅宰杀，洗净，用食用油煎至金黄；用清水 2 碗（约 1 升）煮糯稻根，煮至 1 碗汤时，放入泥鳅，煮汤。吃泥鳅，喝汤，连吃 7 日。

【功效】小儿盗汗食用本品更佳。

### 莲子牡蛎芦根汤

【配方】莲子 30 克，生牡蛎 20 克，芦根 30 克，白糖适量。

【制法与服法】牡蛎加水适量，先煎半小时，再放入莲子、芦根，煮熟后加白糖即成；每日 1 剂，连服 5 日。

【功效】盗汗者食用佳。

### 黑豆桂圆芡枣汤

【配方】黑豆 45 克，桂圆肉 15 克，红枣 10 枚，芡实 15 克。

【制法与服法】将黑豆以清水浸泡半日，捞出，同桂圆肉、芡实、红枣共入锅中，加水适量，炖至熟烂离火即可；每日分 2 次服食，连用 7～10 日。

【功效】治疗盗汗。

### 鸭肉芡实扁豆汤

【配方】老母鸭 1 只，白扁豆 90 克，芡实 60 克，黄酒、精盐各适量。

【制法与服法】将老母鸭洗净，取肉切块，下热油锅中炒 3 分钟，加入黄酒、冷水浸没，武火烧开，放入精盐，再慢炖 2 小时，倒入扁豆和芡实，再煨 1 小时离火；佐餐服食，2～3 日内吃完。此期间忌食辣椒、大蒜等刺激性食物。

【功效】适用于盗汗者。

## 高血压、高脂血症

平静状态下多次测量血压，发现舒张压超过 12 千帕（90 毫米汞柱），收缩压超过 18.7 千帕（140 毫米汞柱）即可认为是高血压。高血压病人应将每日摄入的食盐量控制在 6 克左右，适当进行体育锻炼，减轻体重并禁酒，同时经常食用一些有利于降低血压的食物。水果、蔬菜中多有清热化痰生津之品，如芹菜、芥菜、菠菜、黄花菜、枇杷等能平肝潜阳，桑葚则有益阴的作用，可常食用，一般多用糖、醋调味。不可饮酒、浓茶、咖啡等饮料，以饮清茶、菊花茶为好。

### 芹菜菊花饮

【配方】芹菜 30 克，菊花 9 克。

【制法与服法】芹菜去叶，加水适量煮沸后，加入菊花，稍煎片刻即成；代茶饮，可常服。

【功效】适用于高血压。

### 菠菜油菜饮

【配方】菠菜 250 克，油菜 250 克。

【制法与服法】将菠菜和油菜分别洗净、切碎、绞汁，将二汁混匀，煮沸即可，可常服。

【功效】适用于高血压。

### 双耳汤

【配方】白木耳 10 克，黑木耳 10 克，冰糖 30 克。

【制法与服法】先将白木耳、黑木耳用温水泡发，摘除蒂柄，去除杂质，洗净，放入碗内，再将冰糖放入，加水适量后置蒸笼中蒸 1 小时，使木耳熟透即成；食木耳，喝汤，每日 2 次，经常服用有效。

【功效】适用于高血压。

### 萝卜蜂蜜饮

【配方】萝卜 250 克，蜂蜜 50 毫升。

【制法与服法】萝卜切碎后绞汁，加入蜂蜜即可；每日 1 次，宜经常饮用。

【功效】适用于高血压。

### 苦瓜芹菜汤

【配方】苦瓜 60 克，芹菜 200 克。

【制法与服法】芹菜去叶，切成段，苦瓜切片，共入锅中，加水煮熟后调味即成；佐餐食用，每日 1 剂，连用数日。

【功效】适用于高血压。

### 醋花生

【配方】连衣花生米 250 克，醋适量。

【制法与服法】将花生米完全浸入醋中，密封保存，1 周后即可食用。每晚睡前吞食 3～5 粒，长期食用有效。

【功效】适用于高血压。

### 绿豆芝麻糊

【配方】绿豆 500 克，芝麻 500 克。

【制法与服法】绿豆、芝麻洗净后，入锅炒熟，研粉后即可；每次服 50 克，开水冲服，每日 2 次。

【功效】适用于高血压。

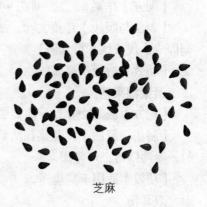

芝麻

### 荸荠海蜇头汤

【配方】荸荠 30 克，海蜇头 30 克。

【制法与服法】荸荠洗净后，去皮切片，海蜇头切碎，将两者共入锅中，加水烧开，煮 10 分钟后即成；喝汤，常食有效。

【功效】适用于高血压。

### 海带决明汤

【配方】海带 30 克，决明子 15 克。

【制法与服法】将海带和决明子洗净，共入锅中，加水煮沸后再煎 10 分钟即成；吃海带，饮汤，经常食用有效。

【功效】适用于高血压。

### 冰糖酸醋汤

【配方】陈醋 200 毫升，冰糖 50 克。

【制法与服法】在陈醋中加入冰糖，搅动溶化后即成；每餐饭后饮 1 匙，常食有效。

【功效】适用于高血压。

### 葛根粥
【配方】葛根粉30克，粳米100克。
【制法与服法】粳米浸泡一夜，与葛根粉同入砂锅内，加水600毫升，用小火煮至粥稠即可，随意温热食用。
【功效】适用于高血压。

### 山楂茶
【配方】山楂20克，绿茶3克。
【制法与服法】将山楂洗净后，入锅中，加水适量，煮沸后，去渣取汁约200毫升；用此山楂水冲泡绿茶后即可代茶经常饮用。
【功效】适用于高血压。

### 决明子紫菜汤
【配方】紫菜8克，决明子20克。
【制法与服法】将决明子加水适量，入锅中煮30分钟后，再加入紫菜略煮，去渣取汁后即成；每日1剂，代茶经常饮用。
【功效】适用于高血压。

### 降脂煲
【配方】莲子40克，腐竹100克，龙须菜45克，猪瘦肉100克。
【制法与服法】将莲子、腐竹、龙须菜、猪瘦肉洗净后共入砂锅中，加水适量，小火煲汤，调味即可；每日分2次食完，连用20～30日。
【功效】适用于高血压。

### 山楂枸杞饮
【配方】山楂15克，枸杞子15克。
【制法与服法】将山楂切薄片，同枸杞子共入保温杯中，沸水冲泡半小时即成；每日数次，频频饮用。
【功效】高血压合并脑萎缩者服之甚宜。

### 豆腐兔肉紫菜汤
【配方】嫩豆腐250克，紫菜50克，兔肉60克，细盐、黄酒、淀粉、葱花各适量。
【制法与服法】将紫菜撕成小片，洗净后放入小瓷盆中；兔肉洗净切薄片，加细盐、黄酒、淀粉拌匀；嫩豆腐切厚片；起锅，倒入清水一大碗，先下豆腐片和细盐，中火烧开后倒入肉片，煮5分钟，放入葱花,再倒入紫菜盆中即成;佐餐服食,经常食用。

【功效】适用于高血压。

### 松花蛋淡菜粥

【配方】松花蛋1个,淡菜50克,大米、盐、味精各适量。

【制法与服法】松花蛋、淡菜、大米煮成粥,放盐、味精即可,早晚温食。

【功效】补益肝肾,益精血,对高血压有疗效。

### 西红柿煮鸭梨

【配方】鸭梨1个,西红柿1个。

【制法与服法】将鸭梨、西红柿去皮后煮熟。每天吃1剂,连服1个月。

【功效】补益肝肾,益精血,对高血压有疗效。

### 芹菜粥

【配方】鲜芹菜60克,粳米100克。

【制法与服法】将芹菜切碎,与粳米同煮为菜粥;每天早晚食用,常服。

【功效】清热平肝,对高血压、糖尿病有疗效。

### 香蕉柄茶

【配方】香蕉柄30克。

【制法与服法】将香蕉柄洗净后,切碎,放入杯中,冲入沸水,加盖焖10分钟后即成,代茶经常饮用。

【功效】降胆固醇效果较好。

### 鸭肉蒸海带

【配方】鸭1只,海带60克,葱、姜、盐、味精各适量。

【制法与服法】将鸭去毛,开腹弃肠杂,洗净后将海带塞入鸭腹中,置大瓷盆中,加葱、姜、盐,上蒸笼蒸至熟烂,汁中撒少许味精即成;吃肉饮汁,2~3日吃完,连吃鸭3只。

【功效】适用于高血压、高脂血症。

### 鲤鱼山楂鸡蛋汤

【配方】鲤鱼1条,山楂片25克,鸡蛋1个,面粉150克,料酒、精盐、白糖、葱段、味精各适量。

【制法与服法】将鲤鱼去鳞、鳃及内脏,洗净切块,加入料酒、精盐腌 15 分钟;将面粉加入清水和适量白糖,打入鸡蛋搅和成糊,将鱼块入糊中浸透,再下油锅炸透;山楂片融开,加味精,勾成芡,浇鱼上,撒葱段即成。佐餐服食,每日分 2~3 次服食。

【功效】适用于高血压。

### 凉拌西红柿

【配方】西红柿 500 克,白糖 20 克。

【制法与服法】将西红柿用沸水烫一下,切成片,加精盐稍腌,加糖拌匀;每天 1 剂,糖尿病病人不放糖。

【功效】清热解毒,健胃消食,平肝降压,对于高血压、眼底出血、肾炎有疗效。

### 消脂轻身茶

【配方】荷叶 8 克,当归 10 克,泽泻 10 克,生大黄 5 克,姜 2 片,山楂 15 克,黄芪 15 克,甘草 3 克。

【制法与服法】将配料煎汤,代茶饮,每天 3 次。

【功效】益气消脂,对高脂血症、动脉硬化、肥胖症有疗效。

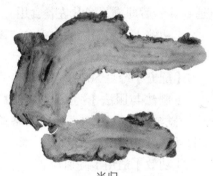
当归

### 芹菜大蒜饮

【配方】芹菜 30 克,大蒜 10 克。

【制法与服法】芹菜去叶,加水适量煮沸后,加入去皮捣碎的大蒜稍煎片刻即成;代茶饮,可常服。

【功效】适用于高血压。

### 山楂荷叶粥

【配方】山楂 30 克,鲜荷叶 1 大张,粳米 100 克。

【制法与服法】将荷叶洗净,剁成碎片,山楂洗净,共入砂锅后加水适量,中火煎 15 分钟,滤渣取汁一大碗,再加入粳米,小火熬成粥;每日早餐服食,经常食用。

【功效】适用于高血压、高脂血症。

### 菊花槐花茶
【配方】菊花 10 克，槐花 5 克，绿茶 3 克。

【制法与服法】将菊花、槐花、绿茶共入保温杯中，加开水冲泡，加盖焖片刻后即可，可代茶经常饮用。

【功效】适用于高血压。

### 豆腐干炒芹菜丝
【配方】芹菜 500 克，豆腐干 100 克，精盐、味精、白糖、麻油各适量。

【制法与服法】将芹菜去叶，洗净后切段，入沸水中烫过后略凉，豆腐干沸水烫后切丝，起油锅，待油热后，放入芹菜丝和豆腐干丝，加精盐翻炒至熟，再加味精、白糖适量，出锅装盘，淋麻油适量拌匀后即成，经常佐餐食用。

【功效】适用于高脂血症合并高血压的病人。

### 绿豆粥
【配方】绿豆 50 克，粳米 80 克，冰糖适量。

【制法与服法】将绿豆浸泡 2 小时后，加水适量同粳米共入锅中，煮至烂熟，再加入冰糖，略煮后即成；每日 1 剂，佐餐分次食用，经常食用有效。

【功效】适用于高血压。

### 菠菜木耳汤
【配方】鲜菠菜 200 克，银耳 10 克，精盐适量。

【制法与服法】菠菜洗净，去根须备用，白木耳水发后，入锅中加水适量，旺火烧开后加入菠菜，再煮片刻即可离火，加精盐调味后即成；每日 1 剂，经常食用。

【功效】适用于高脂血症合并高血糖的病人。

## 中　暑

盛夏季节，天气炎热，体质虚弱或过度劳累者容易发生中暑。轻症者常见汗出不畅、头晕头痛、恶心呕吐；重症者可见神昏抽搐。

食疗对轻症病人有较好的疗效；对重症病人，应先用按人中等急救方法促醒后再用饮食疗法。

**鲜藕汁**

【配方】鲜藕 250 克。

【制法与服法】将鲜藕洗净后，切块捣汁即成，灌服或自服。

【功效】适用于中暑病症者。

**冬瓜黄瓜汤**

【配方】冬瓜 500 克，黄瓜 500 克，冰糖适量。

【制法与服法】冬瓜洗净后连皮切块，黄瓜去皮洗净切块，共入锅中，加水适量炖汤，待冬瓜和黄瓜熟后，加入冰糖即可，不定时饮服。

【功效】适用于中暑。

**苦瓜冰糖粥**

【配方】苦瓜 100 克，粳米 60 克，冰糖 100 克。

【制法与服法】粳米淘洗后加水适量，烧开，放入切成丁的苦瓜及冰糖，熬煮成粥即可，供早中晚餐服食。

【功效】夏季经常食用，有预防中暑的作用。

**乌梅太子参茶**

【配方】乌梅 15 克，太子参 15 克，白糖适量。

【制法与服法】乌梅洗净，太子参洗净切片，两者共入锅中，加水煎煮 20 分钟后，加入白糖即成，夏季经常代茶饮服。

【功效】适用于中暑。

**兔肉佩兰煮鸡蛋**

【配方】兔肉 200 克，佩兰叶 9 克，鸡蛋 1 个，食盐、料酒、味精、麻油各适量。

【制法与服法】将佩兰叶水煎，去渣取汁，同兔肉、鸡蛋、食盐、料酒共入锅中，炖至蛋、肉熟，取出鸡蛋去壳，再炖片刻，调入味精、麻油即成；食肉、蛋，饮汤，每日 1 剂，连用 3～5 日。

【功效】适用于中暑后恢复体质。

### 金银花茶

【配方】金银花5克。

【制法与服法】将金银花放入保温杯中,加入沸水冲泡即可;代茶饮,可反复冲泡3~5次。

【功效】适用于中暑。

### 清炒木耳菜

【配方】木耳菜500克,大蒜30克,料酒、精盐、味精、湿淀粉、麻油各适量。

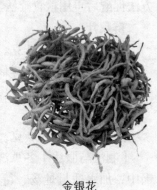

金银花

【制法与服法】将木耳菜洗净沥水;大蒜去皮,并剁成末;炒锅烧热后放入花生油,烧至七成热时下蒜末稍炒,烹入料酒,投入木耳菜炒熟,加精盐、味精,用湿淀粉勾芡,淋麻油适量后即可装盘食用。

【功效】中暑后食用,可迅速恢复体力。

### 绿豆大青叶粥

【配方】绿豆30克,大青叶30克,粳米100克。

【制法与服法】将大青叶洗净,纱布外包,入锅中,加水适量煮10分钟,滤渣取汁备用;绿豆和粳米洗净,加水适量入锅中,煮至熟烂,再加入大青叶汁即成;分早晚2次服食。

【功效】适用于中暑。

### 西瓜鸭

【配方】鸭1只(重约1500克),西瓜1个,生姜、葱、料酒、精盐、白糖、胡椒粉、味精各适量。

【制法与服法】将鸭宰杀后,去毛,剖腹去内脏,剁去脚爪,入沸水锅内汆透,剔去大骨,切成块;生姜洗净切片,葱切成长段;在西瓜蒂处切开茶杯口大的口,用汤匙掏去瓜瓤,将鸭块放入瓜壳内,再放入姜片、葱段、料酒、精盐、白糖、胡椒粉、味精,加水浸没鸭块,把切下的瓜蒂盖在西瓜开口处,用竹签封好;取盆1个,将西瓜放入其中,上笼用大火蒸约2小时,至鸭肉熟烂即可,佐餐食用。

【功效】夏季经常食用，有预防中暑的作用。

### 绿豆竹叶粥

【配方】绿豆 30 克，粳米 100 克，银花露 10 克，鲜荷叶 10 克，鲜竹叶 10 克，冰糖适量。

【制法与服法】将鲜荷叶、鲜竹叶洗净，水煎，滤渣取汁；绿豆、粳米淘净后加适量水，水沸后加入银花露、药汁，用微火熬熟，加入冰糖。每天 2 次，温热服食。

【功效】消暑化湿，解表清心，对伏暑引起的酸痛、无汗、头痛、尿黄、苔腻、恶寒发热、心烦口渴有疗效。

### 导赤清心粥

【配方】生地黄汁 50 毫升，雪梨 1 个，粳米 20 克，淡竹叶 20 克，灯心草 2 克，连心麦冬 6 克，莲子心 3 克，砂糖适量。

【制法与服法】将所有配料用水煮成粥，每天 3 次服食。

【功效】清心败火，对伏暑引起的心烦不寐、小便短赤热痛、发热日轻夜重、口干渴不欲饮有疗效。

# 第三章

# 药膳治疗妇科疾病

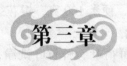

## 痛 经

痛经又称"经行腹痛",是月经前后或行经时,以下腹及腰部疼痛为主的一种病症,导致本病的原因可有气滞、血瘀、寒凝、气虚等。经前下腹痛,痛连胁肋,或兼见乳胀者,多因气滞所致;经前或月经刚来时,少腹刺痛拒按,经色紫暗,或有瘀块者,多因血瘀所致;下腹冷痛或绞痛,热熨则痛减,经行不畅,色暗滞者,多因寒凝所致;行经过后腹部及腰部绵痛,喜按,月经量少,色淡而稀等,多因气虚所致。治疗原则以行气、活血、温经、益气为主。

**乌鸡汤**

【配方】雄乌骨鸡400克,陈皮3克,良姜3克,胡椒6克,草果2枚,葱、醋各适量。

【制法与服法】将鸡切块,与上述各味同煮,文火炖烂。每日2次,吃肉,喝汤。

【功效】温中健胃,补益气血,适用于妇女痛经之属于气血双亏偏于虚寒者。

**姜枣花椒汤**

【配方】生姜24克,大枣30克,花椒9克。

【制法与服法】将生姜、大枣洗净,姜切薄片,同花椒一起置锅内加适量水,以小火煎成1碗汤汁即成,每日2次。

【功效】温中止痛,适用于寒性痛经。

### 山楂葵子汤

【配方】山楂、葵花子仁各 50 克，红糖 100 克。

【制法与服法】将上述 3 味加水适量，置火上炖为汤即成。饮服，每日 2 次，于行经前 2～3 日服用效果更好。

【功效】健脾益气，适用于气血虚弱型痛经。

### 吴茱萸粥

【配方】吴茱萸 2 克，粳米 50 克，生姜 2 片，葱白 2 根。

【制法与服法】将吴茱萸研为细末，用粳米先煮粥，待米熟后下吴茱萸及生姜、葱白，同焖为粥。每日 2 次，早晚温热服。

【功效】健脾暖胃，温中散寒，止痛止吐。适用于虚寒型痛经及脘腹冷痛、呕逆吐酸。

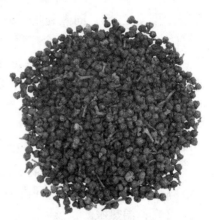

吴茱萸

### 当归粥

【配方】当归 10 克，粳米 50 克，红糖适量。

【制法与服法】先将当归煎汁去渣，然后加入粳米、红糖共煮成粥。经前 3～5 天开始服用，每日 1～2 次，温热服。

【功效】行气养血，活血止痛，适用于气血虚弱型痛经、经血量少、色淡质稀。

### 益母草茶

【配方】益母草（干品）15 克，绿茶 1 克。

【制法与服法】将益母草、绿茶放入茶杯中，用沸水冲泡，加盖，5 分钟后可饮，痛经时代茶饮用。

【功效】活血调经，降压利水，兴奋神经，适用于原发性痛经。

### 姜艾薏苡仁粥

【配方】干姜、艾叶各 10 克，薏苡仁 30 克。

【制法与服法】先将干姜、艾叶煎水取汁，然后加入洗净的薏苡仁煮粥。每日 2 次，温热食。

【功效】温经化瘀，散寒除湿，适用于寒湿凝滞型痛经，症见经前或行经期少腹冷痛、得热痛减、经行量少、色暗有块、恶寒肢冷、大便溏泻、苔白腻、脉沉紧。

### 桂浆粥

【配方】肉桂 2～3 克，粳米 50～100 克，红糖适量。

【制法与服法】将肉桂煎取浓汁去渣；粳米加水适量，煮沸后，调入桂汁及红糖，同煮为粥。或用肉桂末 1～2 克调入粥内同煮。每日 2 次，3～5 天为 1 个疗程。

【功效】温中补阳，散寒止痛，适用于虚寒性痛经以及脾阳不振、脘腹冷痛、饮食减少、消化不良、大便稀薄等。

### 玉簪花粥

【配方】玉簪花 12～15 克，红花 6～12 克，粳米 50～100 克，红糖适量。

【制法与服法】将玉簪花、红花煎取浓汁去渣，粳米加水适量，煮沸后调入药汁及红糖，同煮为粥。经前 3～5 天开始服用，每日 1～2 次，温热服。

【功效】活血行瘀，养血育阴，适用于气血瘀阻之痛经、月经不调症。

### 痛经茶

【配方】香附、乌药、延胡索各 10 克，肉桂 3 克。

【制法与服法】上药共研碎末后，以沸水冲泡为茶。每日 1 剂，连服 3～5 天。

【功效】温经理气，止痛，适用于青年女性月经前或经行时少腹部隐痛、时有胀满感，或时感少腹冷、得热则舒等症。

### 生姜红糖饮

【配方】生姜 3 片，红糖 100 克。

【制法与服法】生姜加水适量，入锅中略煮，再加红糖即成，代茶饮。

【功效】适用于寒湿凝滞型痛经。

### 当归生姜羊肉汤

【配方】羊肉 250 克，生姜 60 克，当归 15 克，料酒、葱白、精盐各适量。

【制法与服法】将羊肉切片,用素油炒,加水 1000 毫升,并加当归、生姜、料酒、葱白和精盐,炖至羊肉熟烂即成。吃肉喝汤,食后避风。

【功效】适用于肝肾亏虚型痛经。

### 橘饼木耳胡椒汤

【配方】橘饼 3 个,黑木耳 15 克,白胡椒 1 克。

【制法与服法】将橘饼、黑木耳、白胡椒共入锅中,加水适量煎至水沸,再煎 2 分钟即成。每日 1 剂,连用 7~10 日。

【功效】适用于肝郁气滞型痛经。

### 山楂鲜姜红糖汤

【配方】焦山楂 15 克,鲜姜 15 克,红糖 15 克。

【制法与服法】将焦山楂洗净切片,同鲜姜共入锅中,加水适量共煎汤后,加入红糖即可。每日 1 次,连用 7~10 日。

【功效】适用于寒湿凝滞型痛经。

### 玫瑰月季茶

【配方】玫瑰花 5 克,月季花 5 克。

【制法与服法】将玫瑰花和月季花共入保温杯中,加入开水冲泡即成。代茶饮,经常饮用。

【功效】适用于肝郁气滞型痛经。

### 山楂葵花子汤

【配方】山楂 50 克,葵花子仁 50 克,红糖 100 克。

【制法与服法】将山楂和葵花子仁加水适量,置火上炖 30 分钟后,加红糖搅匀即成。饮服,每日 2 次,于行经前 2~3 日服用效果更好。

【功效】适用于寒湿凝滞型痛经。

### 黑豆煮鸡蛋

【配方】黑豆 60 克,鸡蛋 2 个,米酒 120 毫升。

【制法与服法】将黑豆、鸡蛋洗净放锅中,加适量水,用小火煮,鸡蛋熟后去壳,放入锅中,再煮一会儿即成。吃蛋,喝汤,服时加米酒,每日 2 次。

【功效】适用于肝肾亏虚型痛经。

**生姜红枣花椒汤**

【配方】生姜 24 克,红枣 30 克,花椒 9 克。

【制法与服法】将生姜、红枣洗净,姜切薄片,同花椒一起置锅内,加适量水,以小火煎成 1 碗汤汁即成。热服,每日 2 次。

【功效】适用于寒湿凝滞型痛经。

**槟榔橘皮莱菔子汤**

【配方】槟榔 10 克,炒莱菔子 10 克,橘皮 1 块,白糖适量。

【制法与服法】槟榔打碎,莱菔子用纱布包好,同橘皮共入锅中,加水煮沸去渣。温时代茶饮,饮时放入白糖。

【功效】适用于肝郁气滞型痛经。

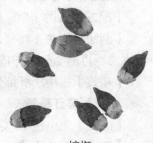

槟榔

# 产后体虚

孕妇产后体力消耗过多,常表现为气血亏虚的症状,如神疲乏力、少气懒言、语声低微、面色淡白等,即为产后体虚,故食疗应多用一些补益气血的食材。值得注意的是,产后进补时宜少量多餐,否则反而容易损伤脾胃,出现"虚不受补"的现象。

**白果莲子乌骨鸡**

【配方】白果仁 15 克,莲子 15 克,乌骨鸡 1 只,胡椒 3 克,食盐少许。

【制法与服法】乌骨鸡去毛及内脏,洗净,将白果仁、莲子、胡椒装入鸡腹内,以线缝合,置锅中,加水适量,小火炖至烂熟,调入食盐即成。佐餐服食,2 日内吃完。

【功效】适用于产后体虚。

**豆腐猪蹄瓜菇汤**

【配方】豆腐 500 克,香菇 30 克,丝瓜 250 克,猪蹄 1 只,姜丝、食盐、味精各适量。

【制法与服法】将香菇以温水泡后洗净,丝瓜洗净切片,猪蹄剁开;先将猪蹄入锅中,加水适量煮10分钟,再入香菇、姜丝、食盐,慢炖20分钟后下丝瓜和豆腐,炖至熟烂离火,调入味精即成。佐餐服食,1～2日内食完。

【功效】适用于产后体虚。

### 当归炖羊肉

【配方】精羊肉120克,当归15克,生姜5片,精盐少许。

【制法与服法】羊肉洗净后切块,加当归、生姜及水适量,共入砂锅中,煮至肉烂,加盐后即可。分娩后经常佐餐食用。

【功效】适用于产后体虚。

### 红枣党参炖老母鸡

【配方】老母鸡1只,生姜60克,党参20克,红枣10枚,食盐适量。

【制法与服法】老母鸡去毛及内脏,洗净切块,加入生姜、党参和红枣,水煮3小时以上,去汤面上的浮油,加盐调味即成。吃肉喝汤,2～3日吃完。

【功效】适用于产后体虚。

### 龟肉粥

【配方】活乌龟1只,糯米100克,料酒、葱、姜、精盐各适量。

【制法与服法】将龟入开水锅中稍煮捞起,剁开龟甲,除去内脏,切成小块,再洗净,放入锅中,加料酒、葱、姜、精盐和水适量,上火炖烂,除掉姜、葱及龟骨,入糯米共煮成粥,调味即成。供早晚餐服食。

【功效】适用于产后体虚。

### 益母红枣汤

【配方】红枣60克,益母草30克,红糖60克。

【制法与服法】将红枣、益母草洗净,加水入锅中,旺火煮沸,然后加红糖。分娩后每晚临睡前温服,连服30日。

【功效】适用于产后体虚。

# 闭 经

闭经中医习惯称为"经闭"。凡年过18岁仍未行经者,称为"原发性闭经";在月经初潮之后至正常绝经之前的任何时间内(妊娠及哺乳期除外)出现月经闭止,并超过3个月者,称为"继发性闭经"。中医将以上情况也称为"不月"。妇女身无他病而月经又不按月来潮者,如2个月来1次月经,称"并月";3个月来1次者,称"居经"或"季经";1年才来1次者,称"避年";甚者有终身不行经,或每月届期仅有腰酸感觉而能受孕者,称"暗经"。以上均不能与经闭同样对待。闭经的主要原因为血虚和血滞。

**鳖甲炖鸽肉**

【配方】鳖甲30克,鸽子1只,米酒少许,油、盐、味精各适量。

【制法与服法】将鸽子宰杀,去毛及内脏,将鳖甲打碎放入鸽子腹腔内,加清水、米酒适量,置瓦盅内隔水炖熟,加油、盐、味精调味即可,吃鸽肉喝汤。

【功效】滋肾益气,散结通经,适用于因身体虚弱引起的闭经。

**牛膝炖猪蹄**

【配方】川牛膝15克,猪蹄1～2只,黄酒50～100毫升。

【制法与服法】将猪蹄刮净毛,翻开切成数小块,与牛膝一起放入大炖盅内,加水500毫升,隔水炖至猪蹄熟烂,去牛膝,加黄酒送服。

【功效】活血通经,适用于妇女气滞血瘀型闭经。

**川芎煮鸡蛋**

【配方】川芎8个,鸡蛋2个,红糖适量。

【制法与服法】将川芎、鸡蛋加水同煮,鸡蛋熟后去壳再煮片刻,去渣,加红糖调味即成。每日分2次服,每月服5～7剂,吃蛋饮汤。

【功效】活血行气,适用于气血瘀滞型闭经。

**姜丝炒墨鱼**

【配方】生姜50～100克,墨鱼(去骨)400克,油、盐各适量。

【制法与服法】将姜切细丝，墨鱼洗净切片，放油、盐同炒。每日2次，佐膳。

【功效】补血通经，益脾胃，散风寒，适用于血虚闭经。

### 天香炉煲猪肉

【配方】天香炉30克，猪瘦肉100克，食盐适量。

【制法与服法】将猪瘦肉切成块，再与天香炉一起加水适量煲汤，用食盐调味即成。

【功效】适用于血虚闭经。

### 黑豆益母草汤

【配方】黑豆50克，益母草30克，红糖30~50克，米酒2汤匙。

【制法与服法】将益母草洗净，切成寸段，入瓦煲加水500~800毫升，煎沸30分钟以上，去渣留汤；黑豆淘洗干净，倒入益母草汁中，继续煎煮至黑豆熟烂时，调入红糖和米酒即可。食黑豆饮汤。

【功效】活血，祛瘀，调经，适用于闭经。

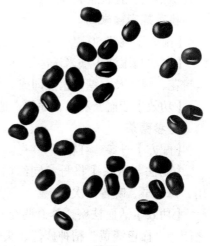

黑豆

### 墨斗鱼羹

【配方】墨斗鱼300克，桃仁10枚，食盐、油各适量。

【制法与服法】将墨斗鱼放入盆内，倒入适量清水，浸泡3~4小时，宰杀去其骨和内脏洗净；将桃仁去杂质，洗净，放入锅内，再将洗净的墨斗鱼放入，加适量水上火煮；先武火煮沸后，改用文火煮至熟烂时放调料即可，佐餐食用。

【功效】养血滋阴，可辅治血虚经闭、崩漏带下。

### 兰花粥

【配方】泽兰30克，粳米50克。

【制法与服法】先煎泽兰，去渣取汁，入粳米煮作粥。空腹食用，每日 2 次。

【功效】活血，行水，解郁，适用于妇女经闭、产后瘀滞腹痛、身面浮肿、小便不利。

### 糯米鸡内金粥

【配方】鸡内金 15 克，生山药 45 克，糯米 50 克。

【制法与服法】先以文火煮鸡内金 1 小时后，加糯米及山药再煮，每日分 2 次服。

【功效】活血通经，健胃消食，适用于气滞血瘀所致的闭经，以及食积不化、脘腹胀满等症。

### 桃花蜂蜜糯米粥

【配方】桃花 50 克，蜂蜜、白糖各 25 克，糯米 100 克。

【制法与服法】糯米洗净下锅，加水 1000 毫升煮粥，粥将熟时，入桃花、蜂蜜及白糖，稍煮即成。每日 1 剂，分 2 次服。

【功效】活血，利水，通便，适用于闭经。

### 丹参糖茶

【配方】丹参、红糖各 60 克。

【制法与服法】将丹参同红糖放入锅中以水煎，取汁。代茶饮用，每日早、晚各 1 次。

【功效】活血祛瘀，养血调经，适用于阴血不足、血脉空虚所致之闭经、血色淡黄、精神疲倦、头晕耳鸣。

### 茜草茶

【配方】茜草根 60 克。

【制法与服法】将上药以水煎服，日服 2 次。

【功效】活血祛瘀，行气解郁，适用于闭经，及气滞血瘀、肝气郁结、血行不畅所致精神郁闷不乐、烦躁易怒、胸脘胀闷、小腹作胀、两胁胀痛。

### 红枣木耳老母鸡

【配方】老母鸡 1 只，红枣 10 枚，黑木耳 30 克。

【制法与服法】老母鸡洗净切块，同红枣、黑木耳共入砂锅中，炖至烂熟。吃肉喝汤，每日 1 次，连用 5～7 日。

【功效】适用于虚证闭经。

### 鸭血豆腐汤

【配方】鸭血块2块，嫩豆腐1块，生姜、料酒、葱花、麻油各适量。

【制法与服法】鸭血块和嫩豆腐先入沸水锅中煮1分钟，取出后切成小块，再放入砂锅中，加生姜、料酒，小火炖40分钟，再撒葱花、淋麻油即成，佐餐服食。

【功效】适用于虚证闭经。

### 丝瓜内金乌骨鸡

【配方】乌骨鸡肉150克，丝瓜30克，鸡内金9克。

【制法与服法】丝瓜切块，同鸡肉、鸡内金共入锅中，煮汤调味即可。每日1剂，连用7～10剂。

【功效】适用于虚证闭经。

### 红枣木瓜猪肝汤

【配方】木瓜1个，红枣20枚，猪肝30克。

【制法与服法】将木瓜去皮、核，同红枣、猪肝共入锅中加水煮熟。晚餐时服，每日1次，连用5～7日。

【功效】适用于虚证闭经。

### 茯苓益母草粥

【配方】茯苓20克，益母草30克，粳米100克。

【制法与服法】将茯苓研细粉备用；益母草洗净，放入锅中，加水适量煎20分钟，滤渣取汁一大碗；再同粳米和茯苓粉共入锅中，加水适量，小火熬粥即成。早晚分2次服，连用7～10日为1个疗程。

【功效】适用于实证闭经。

### 鸡血藤煮鸡蛋

【配方】鸡血藤30克，鸡蛋2个。

【制法与服法】鸡血藤和鸡蛋放入锅中，加水适量同煮，蛋熟去壳后再煮片刻，去药渣，取蛋及汁水即成。吃蛋喝汤，每日1次，连服10～15日为1个疗程。

【功效】适用于闭经。

### 黑豆红花汤

【配方】黑豆30克,红花6克,红糖适量。

【制法与服法】红花用纱布包好,与黑豆共入锅中,加水适量煮至黑豆酥烂,去红花加糖即可。每日1剂,连用5～7日。

【功效】适用于虚证闭经。

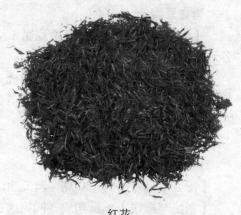

红花

### 生姜红枣红糖汤

【配方】红枣100克,生姜15克,红糖100克。

【制法与服法】红枣洗净后加水适量,煮至红枣酥烂,加入洗净切片的生姜,再加入红糖即成。吃红枣喝汤,连用7～10日为1个疗程。

【功效】适用于虚证闭经。

### 黄芪炖猪肝

【配方】猪肝500克,黄芪60克,葱、姜、花椒、精盐各适量。

【制法与服法】猪肝洗净切片,加水烧开,放入用纱布包好的黄芪及葱、姜、花椒、精盐,煮至肝熟即成。吃肝喝汤,佐餐服食。

【功效】适用于虚证闭经。

### 山楂红花益母草汤

【配方】山楂15克,红花6克,益母草6克,红糖30克。

【制法与服法】将山楂洗净,同红花、益母草共入锅中,加水适量,煮沸后加红糖,再煮片刻后即成。每日1剂,分早晚服用。

【功效】适用于实证闭经。

## 月经过多

经量超过正常,或经来日子延长,超过7天以上而经血过多,但仍不失 1 月 1 次的周期性，概称"月经过多"，本症主要是血热、冲任受损或气虚不摄血等因素所致。经血深红、质稠浓或有秽臭者，多因血热；月经绵延不断，经色暗淡而质稀薄者，为冲任受损所致；经色淡，量多而伴有气弱懒言、面色淡白者，为气虚所致。芍药黄芪酒可用于气虚、冲任受损引起的月经过多，地榆酒可用于血热所致的月经过多。

### 芹菜益母汤

【配方】芹菜 250 克，益母草 50 克，鸡蛋 2 个，油、盐各适量。

【制法与服法】将上述 3 味加水适量同煮汤，加油、盐调味。每日分 2 次食，食蛋，饮汤。

【功效】补血调经，适用于月经不调。

### 荠菜汤

【配方】新鲜带根荠菜 500 克。

【制法与服法】将荠菜洗净、切碎，放入砂锅内，加水适量（不必加油、盐等配料），用中火煮沸即可。饮服，每日 1 次，服 500 毫升左右。

【功效】利水，止血，明目，适用于月经过多、产后流血、流产出血等症。

### 当归延胡汤

【配方】当归 9 克，延胡索 5 克，生姜 2 片。

【制法与服法】将上述 3 味一同水煎。连服 3 剂，每日 1 剂。

【功效】活血散寒调经，适用于月经后期，兼治闭经。

### 党参黄芪羊肉汤

【配方】黄芪、党参、当归各 25 克，羊肉 500 克，生姜 50 克。

【制法与服法】将生姜、羊肉洗净切块；药物用布包好，同放砂锅内加水适量，武火煮沸后，文火炖 2 小时，去药包，调味服食。月经后，每天 1 次，连服 3～5 天。

【功效】补益气血，适用于血虚型月经延后、量少色淡、小腹疼痛、面色苍白等。

### 补中升阳粥

【配方】黄芪30克,人参5~10克,柴胡、升麻各3克,粳米30克,红糖适量。

【制法与服法】先煎黄芪、人参、柴胡、升麻,去渣取药汁,和粳米共煮粥,加红糖调味。分2次,温热服。

【功效】益气补血,适用于气血不足之月经先期、量多色淡、质地清稀、神疲倦怠、面色不华、气短心悸、小腹有空坠感、舌质淡、苔薄。

### 两地槐花粥

【配方】生地黄、地骨皮、槐花各30克,粳米30~60克。

【制法与服法】将生地黄、地骨皮、槐花洗净煎水去渣取汁,与粳米共煮为粥。每日1次,可连服3~5日。

【功效】清热固经,适用于月经过多、经色深红或紫红、质地黏稠有块、腰腹胀痛、心烦口渴、尿黄、舌质红、苔黄、脉滑数。

### 四炭止血茶

【配方】乌梅炭、棕榈炭、地榆炭各500克,干姜炭750克。

【制法与服法】先将前3味共研为粗粉,过60目筛;再将干姜炭加水煎沸30分钟,过滤;再加水煎沸20分钟,再过滤,并将药渣压榨取汁与两次滤液合并,浓缩成1:1姜液;加适量黏合剂,拌和以上药粉,压制成块状,晒干或烘干备用。每块重9克,相当于生药14克。每日2块,每次1块,开水冲泡2~3次,代茶饮用。

【功效】凉血止血,温中下气,适用于月经过多、崩漏不止,饮服此茶有较好的止血效果。

### 黑木耳红枣茶

【配方】黑木耳50克,红枣20枚。

【制法与服法】上述2味共煎煮汤服。每日1次,连服之。

【功效】补中益气,养血止血,适用于身体虚弱、贫血、月经过多、痔疮出血等。

### 青蒿丹皮茶

【配方】青蒿、丹皮各6克,茶叶3克,冰糖15克。

【制法与服法】将前2味洗净，加茶叶，置茶杯中，用开水浸泡15~20分钟，加入冰糖即得。不拘量，代茶饮用。

【功效】清热凉血，止血，适用于月经先期或1月2次、量多、色紫、质地黏稠，或心胸烦热、小便黄赤、白带腥臭、舌质红、苔厚黄、脉数有力。

## 赤白带下

赤白带下是指从妇女阴道流出赤白夹杂的黏液且连绵不断的病证，多因肝郁犯脾，湿热下注冲任、带脉所致。

### 石榴皮粥

【配方】石榴皮30克，粳米100克，白糖适量。

【制法与服法】先将石榴皮洗净，放入砂锅，加水适量煎煮，取汁去渣，再入米煮粥，待粥将熟时，加入白糖稍煮即可空腹温热服。

【功效】温肾止带，适用于脾肾虚弱、带下绵绵、腰酸腹痛。

### 乌鸡白果莲肉粥

【配方】白果6克，莲肉15克，粳米50克，乌骨鸡1只去内脏。

【制法与服法】先将白果、莲肉研末，纳入鸡膛内，再入米、水，慢火煮熟。食肉饮粥，日服2次。

【功效】补肝肾，止带浊，适用于下元虚惫、赤白带下。

### 山茱肉粥

【配方】山茱萸肉15~20克，粳米100克，白糖适量。

【制法与服法】先将山茱萸洗净，去核，再与粳米同入砂锅煮粥，待粥将熟时，加入白糖稍煮即可。每日1~2次，3~5天为1个疗程。

【功效】补益肝肾，涩精敛汗，适用于肝肾不足、带下、遗尿、小便频数等。

### 白果通淋茶

【配方】白果50克，冬瓜子25克，莲子20克，胡椒粉15克，白糖适量。

【制法与服法】将白果去皮心,冬瓜子、莲子去心,一同放入砂锅中加水煎煮40分钟,过滤取汁,加入胡椒粉和白糖,搅匀即成,代茶饮用。

【功效】健脾补肾,通淋止带,适用于白带、淋浊等。

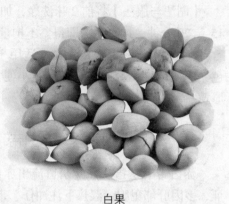

白果

# 中篇

# 汤膳

# 第一章

# 汤膳基本常识

## 汤膳的养生保健作用

人们常说:"吃饭先喝汤,胜似良药方。"在饭前先喝上几口汤,可起到润肠胃、解干渴、消疲劳、刺激消化液分泌的作用。汤不仅可以饱口福,而且对人的健康大有裨益,是我们所吃的各种食物中最富营养又最易于消化的品种之一。有人曾问意大利作曲家威尔第:"你从何处获得灵感?"这位艺术大师幽默地回答说:"从鸡汤中来。"当然,这仅仅是一个传说而已。不过,世界各地的许多美食家都秉持这样一个信条:宁可食无肉,不可食无汤。法国名厨路易·皮旦高说:"汤如同一束使人心醉的鲜花,是对生活的一种安慰,能消除人们由于紧张或不愉快带来的疲劳和忧愁。"事实的确是这样,当人们品尝到味道鲜美、浓淡适口、解腻去腥、提神滋润、营养丰富的汤菜后,确实是一种很好的享受。

喝汤兴起于何时尚无定论,按历史语言学家玛利奥·贝的说法,世界上最古老的烹调书出现在中国。这部书里记载了好几种汤,其中最精美的当推"银海金月"———一种鸽蛋汤。

据考证,汤菜进入人们的餐桌,大约是在奴隶社会初期。那时食物以农牧产品为主,加上铜器、陶器的使用,烹饪多用"水煮法"和"汽蒸法",于是"汤"便出现了。尔后,经过数千年的发展变化,才形成了今日天南地北千姿百态的汤菜。

汤大体可分为四大类:从原料上分,有肉类、禽蛋类、水产类、蔬菜类、水果类、粮食类、食用菌类汤;以口味分,有咸鲜口、酸辣口、甜口汤；以形态分，有普通制作的汤，以及用淀粉勾芡汤汁稍稠的汤和不勾芡的汤。另外，还有一种是在烹饪原料中加入具有滋补效用的中药制作的食疗汤。

每个国家的人民都有自己最喜爱的汤，如法国人引以为傲的是他们的洋葱汤，这是一种掺有大量洋葱的牛肉清汤，汤面上还盖着一层烤得金黄、松脆的薄壳。而在日本烹饪中，汤的地位更加显赫。日本人一日三餐离不开汤，其量虽不多，但非常讲究品质和饮用方式，日本人甚至将汤与生鱼片、烤菜、煮菜作为日本烹饪中的四大支柱。其次，汤在菜中还做佐餐、助兴之用，同时还用来改善多种菜的口味。俄罗斯人喜欢喝用红甜菜、白菜和牛肉做成的红菜汤，意大利人喜欢喝用蔬菜、大麦、通心粉面和牛肉熬成的汤，英国人沾沾自喜于一种味道浓烈的咖喱汤，美国人最喜爱鸡肉汤……我国是一个多民族的国家，由于各民族风俗不同，汤的种类也是千姿百态，常见的有小白菜汤、肉片汤、猪肝汤、鲫鱼汤、鸡蛋汤、百合木耳汤等上千种，其中广东和福建的蛇肉汤、浙江的鱼头豆腐汤和雪菜黄鱼汤、四川的麻辣汤、江西的三鲜汤、东北的酸菜白肉粉丝汤最为著名。

在汤的口味上，南北方有许多不同。南方人一般喜欢口味清淡的汤，而且十分强调原料的鲜美；而北方人喝汤口味喜浓厚、色重、油重，还要放一些黑木耳、菇、笋、虾等调味。在宴席上，北方人多把面汤、羊肉汤等作为主食汤，南方人则把鸡汤、鲜鱼汤等作为主食汤。一般宴会以先后3次上汤为佳，分为开宴时、宴中、饭后。开宴时喝汤，能滋润肠胃，帮助消化，促进食欲；酒过三巡，菜吃了一半，上第二道汤，用于清前菜之味，启后面佳肴之美；当宾客酒足饭饱时，喝上酸辣味浓的汤，则有醒酒、解腻、消食之功用。

我国中医学历来重视汤的保健养生作用，认为喝汤是保

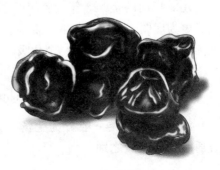

木耳

持和恢复体力最为简便有效的方法。喝汤不仅有益于健康，而且可用来防病、治病。如淋雨回来，喝上一碗姜汤水，顿觉浑身轻松，不必担心感冒发生；又如鲜鱼汤可加快手术后伤口愈合，参芪母鸡汤可治体虚之症，黄花鲫鱼汤可治产后乳汁不足，猪排骨汤能治老年骨质疏松症，米汤可治婴儿腹泻、脱水，生姜葱白汤可祛风散寒，绿豆汤能止渴、清热、解毒，紫菜猪肉汤能清热化痰等等。用食物与中药配伍煎汤，不仅能充分发挥食物的滋补功能，而且能更好地发挥药物的调治作用，可治百病。

即使在国外，略懂养生的人也很重视喝汤防病、治病的作用。如日本东京全国癌症研究中心的一位研究人员花了17年时间，对265万人进行了观察研究，于1982年写出研究报告说，常吃用发酵的大豆面团做的酱汤，同时吃些青菜，能减少胃癌的发生。美国的一些专家对官方3次饮食普查和6万多人的饮食情况进行了逐一分析研究，结果表明，那些营养良好的人正是经常喝汤的人。美国赛克勒医学博士研究证实，喝鸡汤能加快鼻黏液的排出，这对治疗伤风感冒有一定的效果。乔治·伯邱博士发现，汤能理想地代替水，对那些体液缺少水的病人来说，它比水更能起到快速补充液体的作用。此外，美国宾夕法尼亚大学的研究人员经过试验后发现，午饭喝汤比吃其他营养丰富的菜摄入的热量反而要少50卡。因此，对那些节制饮食的人来说，要是一个星期中有4次吃饭时喝汤的话，那么坚持10个星期，他们体重的超重量会减少20%。这就是说，喝汤还能减肥。

还需指出的是，老年人各组织器官均在不断地衰老退化，脾胃功能更为虚弱，消化吸收能力低下，因此，老年人可考虑多用炖汤、煨汤的方法缓补，这样容易消化吸收。

## 汤的分类和制作要求

汤的专业分类一般分为毛汤、奶汤和清汤三种，每种汤又有普通版和高级版之别。

### 毛汤

（1）普通毛汤是指日常便餐用的汤，多用猪骨、鸡骨、鸭架、碎肉等为原料，稍好些的可放鸡肉、鸭肉、猪肉做汤料。此汤的汤料与水无一定的比例，可随用汤随添水。将原料放入锅中加水烧开，撇去血沫，再用小火慢煮即可。此汤多用于烧、烩菜肴。

（2）宴会用毛汤多为单锅另煮，汤料一般用老母鸡、鸭子、猪肘子、干贝、海米等，加水比例是水为汤料的3～4倍，上火烧开后，撇净血沫，煮5～6小时便可食用。此汤不可反复添水加热，否则会影响提取清汤的质量。

### 奶汤

（1）普通奶汤有三种制法：一种是将普通毛汤用大火烧沸即成；另一种是在毛汤锅内煮些猪口条、猪肚，将汤煮至清白时即成奶汤；再一种是把炒菜锅烧热，用洁白猪油涮一下锅，留少许底油，放入富强粉在温油中炒散，待面粉泛起小泡时，迅速冲入毛汤，用旺火烧沸，待汤变成乳白色即可。普通奶汤多用于砂锅菜和一般烧、烩白汁菜肴。

（2）高级奶汤的制作方法是：将宴会用毛汤用小火煮沸6～7小时，提取清汤后，将所剩毛汤用大火烧沸即成。此汤色乳白似奶，汤面乳黄似金，汤汁浓厚，汤味醇鲜，是烧、燔鱼翅、熊掌等的上等汤。一般每5000克汤料（鸡、鸭、肉）可提取5000～7500克高级奶汤。

### 清汤

一般清汤和高级清汤的区别有二：一是一般清汤所用的汤是普通毛汤，而高级清汤所用的汤是宴会用毛汤；二是普通清汤烧汤时用料是绞成馅的猪肉或牛肉，而高级清汤烧汤时用料是鸡脯肉和嫩鸡砸成的茸。烧汤时所用肉茸或鸡茸的分量一般是每5000克毛汤用肉茸或鸡茸1000～1500克，可制清汤6500克左右。

清汤的烧制方法有沸汤清汤法和温汤清汤法两种，分别介绍如下：

（1）沸汤清汤法。取鸡脯肉和鸡里脊肉各500克，用刀背砸成鸡茸（此为高级清汤用料。如烧制普通清汤则用猪和牛的后腿瘦肉各500克，下同），盛入容器，加入凉水750克澥开，并加入少许料酒、胡椒面、葱、姜搅匀，取毛汤（普通清汤用普通毛汤，高级清汤则用宴会用毛汤，下同）1500克盛入锅内，上旺火烧至滚沸时，先倒入澥开的鸡茸水或肉茸水，沉在底部的鸡茸或肉茸暂不倒入，用手勺不停地搅动，使鸡（肉）茸均匀地融合于汤中。此时，鸡（肉）茸在热汤中逐渐聚成朵状，待茸朵靠近锅边而汤渐清时，停止搅动，并改用小火徐徐烧开，同时用小漏勺撇去浮沫，再把余下的鸡（肉）茸倒入汤锅中，仍用小火徐徐烧开。待汤微开后轻轻撇去汤面上的浮沫（切不可撇去鸡茸或肉茸），然后用干净的漏勺把全部鸡（肉）茸捞出，用手勺压实使之形成整块，再慢慢放入清汤中（此时毛汤已成清汤），把汤锅放在火旁，盖好汤锅盖，使之保持一定温度（切不可再烧沸），待用汤时再根据需要放适量的调味品即成。

（2）温汤清汤法。采用温汤清汤法所用鸡（肉）茸和毛汤的数量，以及澥鸡（肉）茸的方法和用料均同沸汤清汤法，不同的是需先把毛汤凉温，再把澥开的鸡（肉）茸全部倒入毛汤中，用手勺搅动，使鸡（肉）茸和温汤均匀地融合在一起，然后把汤放在较旺的火上加热，用手勺不停地搅动，随着汤温升高，汤色渐渐由混变清，鸡（肉）茸和汤逐渐分开而成朵状。此时应撇去汤面浮沫。待汤烧开后放在火旁，盖好汤锅盖，以保持汤温，待用时再加调味品。

### 制汤的注意事项

（1）原料必须新鲜而无腥膻气味。汤的好坏取决于汤料的好坏，所以无论制作什么汤，都要严格选择汤料，不可用有腥膻气味或有异味和不新鲜的原料（鱼、牛肉、羊肉等）。汤料下锅前必须刮洗干净，也可以出水。

（2）汤料要冷水下锅，要一次把水加足。如果在水沸之后下入鸡、鸭、肉等原料，原料的表面会因骤然受到高温而紧缩，并使其表层的蛋白质凝固,同时还会阻碍原料内部蛋白质溢出,从而降低汤的质量。

(3)一定要先用大火将汤烧开再用小火慢煮。因为汤料中的营养成分是随着水温的不断上升自外向里渐渐分解出来的。

(4)不可将浮油撇去。汤料经过一段时间的熬煮之后,汤的表面会漂浮一层淡黄色的浮油,这是从汤料中分解出来的脂肪、蛋白质和其他营养成分。汤料中的营养成分有一部分会随着水蒸气的蒸发而散失,如果在汤的表面保留一层浮油,就能够减少水蒸气的散发,对养分的散失起到一定的抑制作用。浮油本身还含有很多香质,故煮汤不可撇去浮油。

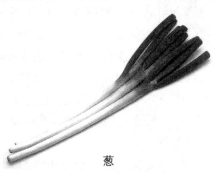

葱

(5)切勿先加盐,投放调味品也要适量。制作汤不可先加盐,因为盐渗透到汤料中会使汤料自身的水分排出,而使蛋白质凝固和不易溶解于汤中。另外过早加盐会因水分的不断蒸发而使汤味变咸。无论是奶汤、清汤都不可过早加盐,投放葱、姜等调味品也要适量,过量会影响汤的鲜味。

**汤膳的烹制方法**

氽、炖、熬、煮都是用于烹制汤膳的烹调方法。除氽需用大火外,其余都需用小火烹制较长的时间,使原料的各种营养成分尽可能溶解在汤中。

1.氽

(1)定义:氽既是对有些烹饪原料进行热处理的方法,也是一种汤膳的烹调方法。氽菜的主料多细小,成品汤多料少。氽分为清氽和浑氽两种,其区别在于氽后汤色的清澈程度。氽后汤色清可见底者为清氽,汤色乳白不见底者为浑氽。

(2)操作要点:氽制时应待汤开后分散下入主料,并用筷子徐徐拨开。清氽不可使汤大开,否则汤易浑;浑氽则可使汤大开。在大量氽制食材时一定要宽汤，否则有些上浆的主料下锅后易使汤发浑变稠，主料黏糊而不利落。

（3）特点：主料上浆的氽制原材料制成的汤有嫩、爽、滑的特点，主料不上浆的菜肴则有脆而嫩或酥而烂的特点。

2. 炖

（1）定义：炖与烧相似，不同之处是炖制菜的汤汁比烧制菜的汤汁多。炖菜的主料要求软烂，一般是咸鲜味。炖有三种：炖（汤色多为红色，主料不挂糊）、清炖（汤色多为白色，主料不挂糊）、侉炖（汤色多为黄色，主料需经挂糊）。

（2）操作要点：主料一般先经炸或焯水处理后再炖制。炖要求原汁原味，故加汤加料要一次加好。炖菜调味有先调后调之分，带色的多是先调味，清炖的（白色）多是后调味。

（3）特点：炖制汤肴口味浓厚，质地软烂。

3. 熬

（1）定义：熬是与炖相似的烹调方法。熬菜用葱姜炝锅后，先下入主料煸炒，再冲入汤和水。熬比炖的汤汁多，且不勾芡。

（2）操作要点：熬制以素菜为主料的菜肴时加汤或加水要适量，因主料经调味、加热要外溢一部分水，以免汤汁过多。

（3）特点：熬菜多是原汤原菜，连汤带菜，味咸香，质软烂。

4. 煮

（1）定义：煮是把主料放在宽水中，上大火烧开，再移至小火上慢煮至熟的烹调方法。煮和氽相似，但煮比氽的时间长。

（2）操作要点：在主料煮好时，如汤汁仍多，不可大火冲沸收汁，可稍去一些汤汁，如汤汁少可稍加一些，火力要始终保持中小火为好。

（3）特点：煮制菜肴汤味鲜美，清爽利口。

以上所论是汤的制作方法，下面具体举例说明。

**氽——五丝鸽蛋汤**

【原料】鸽蛋20个，香菇丝20克，火腿丝20克，冬笋丝20克，丝瓜丝20克，鸡脯丝20克，鸡油5克，味精2克，胡椒粉0.5克，清汤700毫升，绍酒10毫升，精盐1克。

【烹制方法】将鸽蛋用小火煮熟，去壳待用；净锅置中火上，下清汤烧开，加入香菇、冬笋、丝瓜、火腿、鸡脯五丝及胡椒粉、绍酒、鸽蛋氽熟，加精盐、味精，淋上鸡油即成。此汤鸽蛋细嫩，营养丰富，咸鲜适口。

【功用】补肾益气，适用于肾虚、腰膝乏力、心悸、头晕等症。

【特别提示】此汤尤其适用于老人、儿童、妇女等体虚者，一年四季均可食用。

### 炖——虫草炖鸭

【原料】乌骨白鸭1300克，冬虫夏草20只，葱3根，生姜15克，绍酒10毫升，味精2克，精盐6克。

【烹制方法】乌骨鸭宰杀后，用80℃热水烫后去毛，剖腹，将内脏掏除洗净，宰去鸭嘴、脚趾、尾臊翅，入沸水中氽一下洗净；虫草洗净，放入鸭腹内，入炖锅，加适量水，置旺火上烧开，撇净血泡，放姜块、葱结、绍酒，移至中火上炖至熟透，加精盐、味精调味即成。此汤羹肉质肥烂，味鲜香可口，为宴席菜肴之一。

【功用】补虚损，益肺肾，适用于体虚瘦弱、食欲缺乏、失眠、遗精、喘咳等症。

### 煮——桂花芡实羹

【原料】芡实250克，白糖350克，桂花1克。

【烹制方法】将芡实去渣壳淘净，放入锅内，掺清水约900毫升，烧开后撇净浮沫，待芡实熟时，加入白糖溶化，注入汤碗内，撒入桂花即成。此汤芡实洁白，甜糯浓香。

【功用】健脾止泻，固肾涩精，适用于脾肾气虚、运化力弱、泄泻、遗精、白带多等症。

【注意事项】需掌握好甜度，不可过浓，过浓则损脾。遗精、白带病人可常食。

### 熬——四君花生酪

【原料】生花生仁500克，党参10克，大米100克，白术8克，红枣10个，茯苓8克，白糖300克，炙甘草5克。

【烹制方法】将花生仁用沸水泡胀去皮，剁碎，用水浸胀；大米淘洗后，用水浸胀；红枣洗净，入笼蒸烂，去皮核，揉成细泥；4味中药洗净，切成片，烘干研成细粉末，用温热水浸透，煎水取汁，除去沉淀；大米、花生仁磨成极细的浆汁；锅置中火上，加水约250毫升，放白糖、药汁，水沸时慢慢倒入浆汁，边倒边搅熬成浓汁，加入枣泥和匀，熟后即成。此汤羹香甜可口，四季均宜，为宴会甜汤之一。

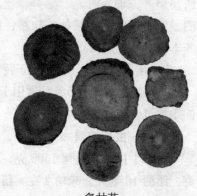

炙甘草

【功用】甘温益气，醒脾和胃，润肺止咳，适用于脾胃气虚、运化力弱、食少便溏、面色萎黄以及肺燥咳嗽少痰、反胃少食等症。

【注意事项】花生浆汁边入锅边搅时，防止汤大开鼓气泡，影响汤品成色。

# 第二章

# 汤膳治疗内科疾病

## 感 冒

**太子参乌梅甘草汤**

【组成】太子参 15 克,乌梅 10 克,甘草 3 克,冰糖适量。

【制法】先将太子参、乌梅、甘草放入锅内,加清水适量,浸泡 30 分钟后用武火煮沸,再转用文火煎熬 60 分钟左右,去渣取汁,加冰糖调味即成。

【功效】补肺健脾,补气生津,适用于气阴不足之口渴欲饮、自汗、肺虚咳嗽、体弱易倦、易感冒等症。

【用法】不拘时饮服。

**橄榄葱姜苏叶汤**

【组成】新鲜橄榄(去核)60 克,葱白 15 克,生姜、紫苏叶各 10 克,精盐适量。

【制法】将橄榄、葱白、生姜、紫苏叶洗净,一同放入锅中,加清水 1000 克煎煮至 400 克,去药渣,加少量精盐调味即成。

【功效】解表散寒,健胃和中,适用于风寒感冒、发热头痛、鼻流清涕、咽痒、频作喷嚏、胸腹胀满、呕吐作闷等症。

【用法】不拘时饮服。

**凉粉草粉葛汤**

【组成】凉粉草 60 克,粉葛 120 克,白糖适量。

【制法】将凉粉草与粉葛一同放入锅中,加清水适量,烧开后去渣,加白糖调味即成。

【功效】清热解毒，除烦止渴，适用于胃火牙痛、感冒发热、咽干咽痛、颈背肌肉疼痛等。

【用法】不拘时饮用。

### 香菜黄豆汤

【组成】鲜香菜 30 克，黄豆 50 克，精盐少许。

【制法】将香菜和黄豆洗净，一同放入锅中，加清水适量，武火烧开后加少许精盐调味即成。

【功效】健胃宽中，祛风解毒，适用于风寒感冒、流行性感冒、发热头痛、食后脘胀作闷、小儿麻疹等。

【用法】不拘时饮用。

### 葱豉黄酒汤

【组成】豆豉 15 克，带须葱 30 克，黄酒 50 克。

【制法】将葱须洗净，豆豉放入小锅内，加清水 400 克，用中火煎煮 10 分钟，加葱须，再煮 5 分钟，最后加入黄酒，立即出锅即成。

【功效】解表和中，适用于风寒感冒之发热、头痛、虚烦、无汗并伴有呕吐、泄泻等症。

【用法】趁热 1 次饮用完。

### 姜枣红糖汤

【组成】干姜、红枣、红糖各 30 克。

【制法】将干姜洗净切片，红枣洗净去核，一同入锅，加水适量，用武火煮沸，再转用文火煮熬 40 分钟左右，至红枣熟烂时加入红糖，再煮沸即成。

【功效】温中逐寒，养血温经，适用于风寒感冒初期，血虚寒凝所致的妇女面色无华、唇指淡白、月经量少色淡、产后恶露不净等症。

【用法】饮汤吃红枣。

### 生姜芥菜汤

【组成】鲜芥菜 500 克，生姜 10 克，精盐适量。

【制法】将鲜芥菜洗净切片，生姜洗净切片，一同入锅，加水 1200 克，煮至 800 克，加精盐调味即成。

【功效】除肺气，祛痰涎，适用于风寒感冒之头痛咳嗽、痰白难出、筋骨疼痛等症。

【用法】饮汤，芥菜可吃可不吃，日服1剂，分2次服完。

## 支气管炎

### 百合荸荠梨羹

【组成】百合15克，荸荠30克，雪梨1个，冰糖适量。

【制法】将荸荠洗净去皮捣烂，雪梨洗净去核切碎，百合洗净，与冰糖一同入锅，加水适量，用武火煮沸，再转用文火煮至汤稠即成。

【功效】润肺，清热，化痰，适用于慢性支气管炎具阴虚痰黏滞之症。

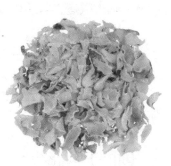

百合

【用法】不拘时饮用。

### 鲫鱼杏仁汤

【组成】鲫鱼1条，甜杏仁9克，红糖适量。

【制法】先将鲫鱼去鳞、鳃及内脏，洗净后与甜杏仁、红糖一同放入砂锅内，加水适量，用武火煮沸，再转用文火炖至鱼肉熟烂即成。

【功效】健脾益气，滋阴、活络、理肺，适用于慢性支气管炎气阴不足而有痰之咳嗽。

【用法】饮汤吃鱼肉。

### 百合汤

【组成】百合50～100克，白糖30～50克。

【制法】将百合洗净，与白糖一同入锅，加水适量，用武火煮沸，再转用文火煎煮约1小时，至百合熟烂即成。

【功效】滋阴润肺，养心除烦，适用于肺阴不足所致的慢性支气管炎，以及心阴不足所致的虚烦、失眠等症。

【用法】饮汤吃百合。

### 蜜枣甘草汤

【组成】蜜枣 8 枚，生甘草 6 克。

【制法】将蜜枣与甘草洗净，一同入锅，加水 800 克，小火煎煮至 400 克，去渣即成。

【功效】补中益气，解毒润肺，止咳化痰，适用于慢性支气管炎咳嗽、咽干喉痛、肺结核咳嗽等症。

【用法】吃枣喝汤，每日 2 剂。

### 蛋花汤

【组成】鸡蛋 1 个，白糖 30 克，生姜汁 5 克。

【制法】先将鸡蛋去壳，入碗搅匀，加入白糖，用沸水冲泡，再加生姜汁即成。

【功效】补气止咳，适用于慢性支气管炎。

【用法】早晚各服 1 次。

### 猪肉栗子汤

【组成】猪瘦肉 250 克，栗子肉 200 克，精盐、葱、生姜适量。

【制法】将猪瘦肉洗净切成块，与栗子肉一同放入砂锅内，加葱、姜和清水适量，用武火煮沸，再转用文火炖至猪肉熟烂，加精盐调味即成。

【功效】益气养阴，润燥止咳，适用于慢性支气管炎之体虚不愈者。

【用法】佐餐食用。

### 石耳姜汤

【组成】石耳 25～50 克，生姜 3 片，精盐、香油适量。

【制法】先将石耳用温水发透，洗净，放入碗中，再加入生姜、精盐和清水适量，隔水炖熟，淋上香油即成。

【功效】镇咳祛痰，适用于支气管炎喘咳。

【用法】日服 1 次。

# 老年性慢性支气管炎

**发菜莲子羹**

【组成】发菜、白果各25克，莲子50克，冰糖125克，红枣数枚。

【制法】先将莲子、白果洗净去皮去心，与洗净的红枣、冰糖一同放入砂锅中，加水适量，共煮至熟烂，再加入洗净并浸发好的发菜，煮几分钟即成。

【功效】补虚弱，益肝肾，适用于老年性慢性支气管炎、身体虚弱、营养不良、缺钙等症。

【用法】佐餐食用。

**白菜干腐皮红枣汤**

【组成】白菜干100克，腐皮50克，红枣10个。

【制法】将白菜干、腐皮、红枣洗净，一同放入锅中，加清水适量，煨汤，用油、盐调味即成。

【功效】清肺热，润肺燥，养胃阴，适用于老年性慢性支气管炎之干咳、痰少或咳少量血痰、胃肠燥热、大便干结或痔疮出血等症。

【用法】佐餐食用。

**姜汁北杏猪肺汤**

【组成】猪肺250克，北杏10克，姜汁20克。

【制法】先将猪肺切块洗干净，放在锅内，加清水煨汤，再加入北杏，汤沸后滴入姜汁，稍煮待猪肺熟烂，即可加精盐少许调味而成。

【功效】补肺，止咳，化痰，暖胃，适用于老年性慢性支气管炎咳嗽、久咳不愈、肠燥便秘等症。

【用法】饮汤吃猪肺，北杏也可以吃。

**柠檬叶猪肺汤**

【组成】柠檬叶15克，猪肺150～200克，精盐适量。

【制法】先将猪肺洗净切成片状，用手挤出猪肺内的泡沫，用水冲洗干净，然后与柠檬叶一同放入锅内煨汤，熟后加精盐少许调味即成。

【功效】化痰止咳，祛风健胃，理气止痛，适用于老年性慢性支气管炎久咳不止、喉痒痰稀及久咳引起的胁痛腹胀满等症。

【用法】饮汤吃猪肺。

## 咳　嗽

**百合枇杷羹**

【组成】鲜百合、鲜枇杷、鲜藕各30克，淀粉、白糖、桂花各少许。

【制法】先将鲜藕洗净切成片，与百合、枇杷一同入锅加水煮，待熟时加入适量的淀粉调匀成羹，食用时加白糖和桂花各少许。

【功效】滋阴润肺，清热止咳，适用于燥热伤肺、肺阴不足、虚热扰胸所致的干咳不止。

【用法】不拘时食用。

**银耳橘羹**

【组成】银耳100克，橘子罐头200克，白糖适量。

【制法】将银耳用水泡发，去蒂洗净，加水适量，用文火煮透，改用大火炖烧时加入白糖和清水，待银耳质地柔软时加入罐头橘瓣，再稍煮即成。

【功效】补气益肾，止咳化痰，适用于肺热咳嗽、肺燥干咳、痰中带血等。

【用法】当点心食用。

**苹果雪梨羹**

【组成】苹果、雪梨各1个，陈皮3克，白糖30克，淀粉适量。

【制法】将苹果、梨子去皮核，切成丁，陈皮洗净切碎，一同放入锅内，加水适量，煮至熟烂，加入白糖，再用湿淀粉搅匀，勾薄芡即成。

【功效】补中益气，清热化痰，适用于咳嗽有痰者。

【用法】佐餐食用。

**百合参耳汤**

【组成】百合、太子参各15克，银耳12克，冰糖适量。

【制法】先将银耳用清水泡发，去杂质洗净，与洗净的百合、太子参一同放入砂锅内,加水适量,用武火煮沸,再转用文火炖至银耳熟烂,加冰糖调味即成。

【功效】滋阴益气,适用于肺胃气阴不足所致的咳嗽、少气、口干等。

【用法】日服1剂,分2次温服。

乌龟百合红枣汤

【组成】乌龟1只(重约250克),百合50克,红枣30克,冰糖适量。

【制法】先将乌龟放入盆内,加约40℃的热水,使其排尽尿液,宰去头、足,剖开龟壳,除去内脏,洗净,切成块状,放入锅内,用清水煮一阵,然后放进百合、红枣,继续熬煮,直至龟肉烂熟,再加少许冰糖,炖化即成。

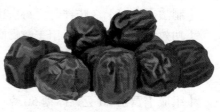

红枣

【功效】滋阴润燥,养血安神,适用于阴虚血少之神经衰弱,症见心悸、烦躁、失眠等,或阴虚肺燥之久咳、痰中带血等。

【用法】饮汤,吃肉和红枣,1天吃完,每周食用2~3次。

银耳乌龙汤

【组成】银耳10克,海参150克,清汤1000克,黄酒、精盐、味精适量。

【制法】将银耳用清水泡发后洗净,与洗净的海参一同投入沸水锅中,稍煮片刻捞出,沥去水分;在锅中加入清汤250克和黄酒、精盐、味精,再投入银耳和海参,用武火煮沸,再转用文火煨约1小时,分盛小碗中;另用清汤750克酌加黄酒、精盐、味精,煮沸后撇去浮沫,倒入盛有银耳、海参的小碗中即成。

【功效】滋阴养血,润肺补肾,适用于久病体虚乏力、肺疠久咳少痰、热病后期口干舌燥等症。

【用法】当点心食用。

西洋菜蜜枣汤

【组成】西洋菜500克,蜜枣5~6枚。

【制法】将西洋菜和蜜枣洗净，一同放入砂锅中，加清水适量，炖 2～3 小时即成。

【功效】清热，润肺，止咳，润肠，适用于肺燥咳嗽、肠燥便秘、咽干口燥等症。

【用法】不拘时食用。

### 杏霜汤

【组成】粟米（炒为面）500 克，杏仁（去皮尖）100 克，精盐（炒）60 克。

【制法】将以上 3 味拌匀，每次用开水冲调 10～20 克。

【功效】利肺止咳，适用于咳嗽喘息、久病痼疾者。

【用法】每日晨起空腹服用。

### 冰糖黄精汤

【组成】黄精 30 克，冰糖 50 克。

【制法】先将黄精洗净，用冷水泡发 3～4 小时，然后将黄精捞起放入锅内，再放冰糖和清水适量，武火烧沸后，转用文火煨熬，直至黄精熟烂即成。

【功效】补虚止咳，滋肺平喘，适用于肺脾阴虚所致的咳嗽痰少，或干咳无痰、咯血、食少等症。

【用法】日服 2 次，吃黄精喝汤。

### 燕窝汤

【组成】燕窝 3 克，冰糖 30 克。

【制法】将燕窝放入碗中，用温水浸泡至松软时除去燕毛，并用清水洗净，沥干水分，撕成条，放入干净碗中备用；取无油净锅，加清水 250 克和冰糖，文火烧沸至冰糖溶化，撇去浮沫，用纱布滤净糖液；净锅内放燕窝和冰糖液，用文火烧沸后即成。

【功效】养阴润燥，补中益气，适用于虚损劳疾、咳嗽痰喘、咯血、吐血、久痢、噎膈、小儿胎热等症。

【用法】不拘时食用。

### 玉竹猪瘦肉汤

【组成】玉竹 30 克，猪瘦肉 150 克，精盐、味精适量。

【制法】先将玉竹洗净切片，用纱布包好，猪瘦肉洗净切块，然后一同放入砂锅内,加清水适量煎煮,熟后加精盐及味精调味即成。

【功效】养阴,润肺,止咳,适用于热病伤阴之咽干咳嗽、心烦口渴、秋冬肺燥干咳、肺结核干咳、冠心病、轻度心脏功能不全、阴虚盗汗等病症。

【用法】吃肉喝汤。

**猪肺敛肺汤**

【组成】猪肺250～300克,北沙参10～15克,五味子10克,诃子6～9克。

【制法】先将猪肺切成块,挤尽血污,冲洗干净,与北沙参、五味子、诃子一同入锅,然后加水适量,用武火煮沸,再用文火慢炖约1小时即成。

【功效】补肺敛肺,适用于肺气阴虚所致的久咳、痰少、气短等症。

【用法】佐餐食用。

**沙参心肺汤**

【组成】沙参、玉竹各15克,猪心、猪肺各1个,葱25克,精盐3克。

【制法】先将沙参、玉竹择净后用清水漂洗干净,放入纱布袋内;猪心、猪肺冲洗干净,挤尽血污;再将沙参、玉竹、猪心、猪肺、葱和清水适量一同入锅,武火烧沸后转用文火炖约1小时,至猪心、猪肺熟透时,加盐即成。

【功效】润肺止咳,养胃生津,养心安神,适用于老年人肺虚咳嗽、秋燥干咳,或痰中带血丝、津伤口渴、胃热炽盛、夜间心烦失眠、多梦、大便燥结等症。

【用法】佐餐食用。

**蜂蜜鸡蛋汤**

【组成】蜂蜜35克,鸡蛋1个。

【制法】将蜂蜜加水300克煮开,打入鸡蛋,煮至微沸。

【功效】润肺止咳,适用于肺燥干咳、久咳。

【用法】顿服,早晚空腹服用。

### 胡萝卜红枣汤

【组成】胡萝卜 120 克,红枣 40 克。

【制法】先将红枣洗净,浸泡 2 小时,再将胡萝卜洗净,与红枣一并放入砂锅内,加入清水,煮约 1 小时左右,以红枣熟烂为度。

【功效】养阴益气,利气止咳,适用于气阴不足、肺气上逆所致的呛咳阵作、口干自汗、精神疲乏等症。

【用法】日服 1 剂,分早晚 2 次服用。

### 百合鸡蛋汤

【组成】百合 60 克,鸡蛋 2 个。

【制法】先将百合洗净,再与洗净的鸡蛋一同入锅内,加水适量,煮至蛋熟,去蛋壳即成。

【功效】适用于肺虚久咳。

【用法】日服 1 剂,饮汤,吃蛋和百合。

### 沙参百合鸭汤

【组成】北沙参、百合各 30 克,肥鸭肉 150 克。

【制法】将北沙参、百合、鸭肉分别洗净,一同入锅,加水适量,先用武火烧沸,再用文火炖至鸭肉熟烂即成。

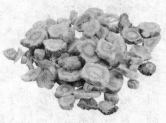

北沙参

【功效】养阴润肺,清热化痰,适用于肺热阴虚所致的咳嗽咯痰、口燥咽干以及肺结核咳嗽等。

【用法】饮汤吃鸭肉。

### 牛百叶萝卜汤

【组成】牛百叶 500 克,萝卜 1000 克,陈皮 5 克,精盐适量。

【制法】先将牛百叶放在开水中泡 3 分钟,取出刮去黑衣,洗净切碎,再将萝卜洗净切块,陈皮水浸去白,与牛百叶一同放入砂锅内,加水适量,用武火煮沸,再转用文火炖 2 小时,加精盐调味即成。

【功效】润肺化痰,降气止咳,适用于肺燥咳嗽、咯痰不易、食少难消、咽干呛咳等。

【用法】佐餐食用。

# 哮 喘

### 猪肺虫草汤
【组成】猪肺 250 克，冬虫夏草 15 克。
【制法】将猪肺洗净切成块，与冬虫夏草一同入锅，加水适量，用武火煮沸，再转用文火炖煮约 80 分钟，至猪肺熟烂即成。
【功效】补肺益肾，止咳平喘，适用于支气管哮喘，以及肺肾阴虚所致的咳嗽少痰、腰酸膝软、潮热颧红、遗精、盗汗等症。
【用法】饮汤吃猪肺。

### 牛胎盘汤
【组成】牛胎盘 0.5～1 个，柚子皮 15～30 克。
【制法】将牛胎盘洗净切成小块，柚子皮洗净切块，一起放入锅中，加清水适量，煮汤。
【功效】补肺，化痰，定喘，适用于哮喘。
【用法】饮汤吃肉。

### 核桃杏仁汤
【组成】核桃仁 25 克，杏仁、生姜各 10 克，蜂蜜适量。
【制法】将生姜洗净，与核桃仁、杏仁分别捣碎，一同入锅，加水 400 克，煮沸加蜂蜜，再煮沸，然后改用文火焖 10 分钟即成。
【功效】补肾润肺，止咳定喘，适用于久患哮喘、体质虚弱、气短喘促者。
【用法】日服 1 剂，分 2 次服完，连服数月。

### 萝卜鸡蛋汤
【组成】大萝卜数个，鸡蛋数枚。
【制法】冬至前后取大萝卜切开、挖洞，每个嵌入生鸡蛋 1 枚，大头朝上；将大萝卜捆扎植入花盆使之成活，81 天后拔起萝卜洗净，将萝卜切片煮汤，鸡蛋打入汤中，不加盐食用。
【功效】益气定喘，适用于过敏性哮喘。
【用法】吃蛋饮汤。

### 人参核桃汤
【组成】人参 6 克，核桃仁 25 克，生姜 10 克。

【制法】先将人参洗净,与核桃仁、生姜一同入锅,加水适量煎煮,去渣取汁,再在药渣中加水煎取药汁,将两次药汁合并即成。

【功效】补肺肾,定喘逆,适用于肺肾两虚之咳嗽喘促、喘息型慢性支气管炎、慢性支气管哮喘、肺气肿属于虚寒者。

【用法】日服1剂,分早晚2次温服。

# 肺 结 核

### 羊髓生地羹

【组成】羊脊髓、蜂蜜各50克,生地黄10克,熟羊脂油15克,黄酒25克,生姜丝、精盐各少许。

【制法】先将羊脊髓、生地黄一同放入锅内,加水煮汤至熟透,捞去药渣,再加入熟羊脂油、精盐、生姜丝、黄酒、蜂蜜等,加热至沸即成。

【功效】滋阴清热,止咳化痰,适用于肺结核之低热、咳嗽、咳痰等症。

【用法】一顿或分顿食用。

### 银耳鸽蛋羹

【组成】银耳2克,冰糖20克,鸽蛋1个。

【制法】先将银耳用清水浸泡20分钟后揉碎,加水400克,用武火煮沸后加入冰糖,文火炖烂,然后将鸽蛋打开,用文火蒸3分钟,再放入炖烂的银耳羹中,煮沸即成。

【功效】养阴润肺,益胃生津,适用于肺结核干咳。

【用法】饮汤吃银耳和鸽蛋。

### 胡萝卜蜂蜜汤

【组成】胡萝卜1000克,蜂蜜100克,明矾3克。

【制法】将胡萝卜洗净切片,加水350克,煮沸20分钟,去渣取汁,加入蜂蜜、明矾,搅匀,再煮沸片刻即成。

【功效】祛痰止咳,适用于咳嗽痰白、肺结核咯血等症。

【用法】日服3次,每次服50克。

### 甲鱼滋阴汤

【组成】甲鱼肉250克,百部、地骨皮、知母各9克,生地黄24克,精盐适量。

【制法】将甲鱼放入沸水锅中烫死,剁去头爪,揭去硬壳,掏出内脏,洗净后切成1厘米见方的块,与洗净的百部、地骨皮、知母、生地黄一同放入砂锅内,加水适量,用武火煮沸,再转用文火炖2小时,加精盐调味即成。

【功效】滋阴清热,抗衰老,适用于阴虚及肺结核出现潮热、盗汗、手足心热等阴虚症。

【用法】佐餐食用,日服1剂。

### 鸡肝牡蛎瓦楞子汤

【组成】鸡肝1～2具,生牡蛎15～24克,瓦楞子12～15克。

【制法】将鸡肝洗净切开,生牡蛎、瓦楞子打碎;先煎牡蛎、瓦楞子,60分钟后下鸡肝,待鸡肝熟后取汤饮用。

【功效】补肝肾,消积化痰,适用于慢性咳嗽发热、疮积、肺结核、淋巴结核等症。

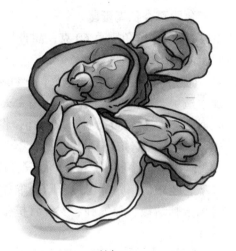

牡蛎

【用法】日服1剂。

### 雪梨菠菜根汤

【组成】雪梨1个,菠菜根、百合各30克,百部12克。

【制法】将雪梨洗净切块,菠菜根洗净切成段,与百合、百部一同入锅,加水适量,煎汤,水沸后40分钟即成。

【功效】清热,滋阴,润肺,适用于肺结核。

【用法】不拘时饮用。

## 肺　炎

### 鲜鱼葛菜汤

【组成】鲜鱼1条（重约150克），塘葛菜60克。

【制法】将鱼去鳞、鳃及内脏，洗净，塘葛菜洗净后切段，两者一同放入锅内，加水煨汤，约1小时后汤浓，稍加调味即成。

【功效】益脾胃，养心阴，消水肿，适用于肺炎、咽喉炎、肾肿等症。

【用法】佐餐食用。

## 肺　痈

### 鱼腥草杏仁鸡蛋羹

【组成】鲜鱼腥草60克，甜杏仁、红枣各30克，薏苡仁90克，鸡蛋4个，蜂蜜适量。

【制法】将甜杏仁、薏苡仁、红枣去核洗净，一同放入砂锅内，加水适量，用武火煮沸，再转用文火炖1小时；鲜鱼腥草略洗后放入锅中，再炖约30分钟，取药汁；将鸡蛋打破取清，搅碎后放入碗中，加入蜂蜜，取出药汁冲熟，搅匀即成。

【功效】清肺热，排脓毒，养肺阴，适用于肺痈溃脓期，症见咳嗽、吐脓血、胸部隐痛、咽干喉燥、自汗盗汗、形体消瘦等；也可用于肺结核、肺气肿、支气管扩张、慢性支气管炎、肺血吸虫病等症。

【用法】日服1次，连服15天。肺痈初起、热毒炽盛、正气未伤者不宜服用。

### 冰糖冬瓜子汤

【组成】冰糖、冬瓜子各30克。

【制法】先将冬瓜子洗净捣成末，放在碗中，再加入冰糖，冲入开水，用文火隔火炖熟即成。

【功效】补中益气，清热利湿，适用于湿毒型带下、肺痈等。

【用法】日服2次，连服5～7天。

### 南瓜田鸡汤

【组成】田鸡 250 克,南瓜 500 克,大蒜 60 克,葱 15 克。

【制法】将田鸡去皮和内脏后洗净切块,大蒜去衣洗净,南瓜洗净切块,一同放入开水锅内,用武火煮沸,再转用文火炖 30 分钟,加葱调味即成。

【功效】化痰排脓,清热解毒,适用于肺痈属痰浊壅肺者,症见咳吐脓痰、量多腥臭不易咳出、胸部隐痛等,还可用于支气管扩张、肺气肿等症。

【用法】佐餐食用。肺痈中后期出现咳吐脓血,属于肝热郁肺成痈者不宜服用。

### 三仁白鸭汤

【组成】白鸭 1 只(重约 1500 克),生薏苡仁 50 克,杏仁、桃仁各 30 克,精盐、葱、生姜、黄酒各适量。

【制法】先将活鸭宰杀去毛及内脏,再将生薏苡仁、杏仁、桃仁分别研碎,纳入鸭膛中,放入锅中,加入黄酒、葱、姜和清水适量,用武火煮沸,再转用文火炖至鸭肉熟烂,加精盐调味。

【功效】清热,逐痰,排脓,适用于肺痈咳吐脓痰。

【用法】佐餐食用。

### 金鲤汤

【组成】活鲤鱼 1 条(重约 250 克),川贝母 6 克,童便 200 克。

【制法】先将活鲤鱼剖腹,去鳞、鳃和肠杂,勿经水,再将贝母研细,纳入鱼腹中,用线扎牢后浸入童便中,隔水炖鱼,至鱼眼突起为度,少顷将鱼取出,剔除鱼鳞及鱼骨,取净鱼肉,再浸于童便中,置锅内炖熟即成。

【功效】清热止咳,逐痰排脓,适用于肺脓肿、咳痰浊腐、烦满口渴等患者。

【用法】分 2~3 次吃鱼肉饮汤,1 日内服完。

### 鱼腥草银花猪肺汤

【组成】新鲜鱼腥草 50 克,金银花、杏仁各 25 克,猪肺 200 克。

【制法】先将鱼腥草、金银花、杏仁同入布袋,再将猪肺切片,用手挤去泡沫,洗净后与药袋同入锅中,加水适量,一同炖汤,调味服用。

【功效】清热止咳，解毒消炎，适用于晚期肺癌合并感染、肺痈咳嗽吐脓血痰者。

【用法】饮汤吃猪肺。

## 矽 肺

### 治矽汤

【组成】猪瘦肉50克，夏枯草15~25克，沙参15克，味精、精盐适量。

【制法】先将猪瘦肉洗净，切成块，与洗净的夏枯草和沙参一同入锅，加水适量，煮汤至肉熟烂，加入盐和味精调味即成。

【功效】清热解毒，滋阴润燥，适用于火燥伤阴型矽肺。

【用法】饮汤吃肉，每天1次，7天为一疗程。

## 肺 气 肿

### 鱼腥草杏仁鸡蛋羹

【组成】鲜鱼腥草60克，甜杏仁、红枣各30克，薏苡仁90克，鸡蛋4个，蜂蜜适量。

【制法】先将甜杏仁、薏苡仁、红枣去核洗净，一同放入砂锅内，加水适量，用武火煮沸后，转用文火炖1小时；然后将鲜鱼腥草略洗后放入锅中，再炖约30分钟，取药汁；最后将鸡蛋打破取清放入碗中，加入蜂蜜，取出药汁冲熟，搅匀即成。

【功效】清肺热，排脓毒，养肺阴，适用于肺痈溃脓期，症见吐脓血、胸部隐痛、咽干喉燥、自汗盗汗、形体消瘦等，也可用于肺结核、肺气肿、支气管扩张、慢性支气管炎、肺血吸虫病等。

【用法】日服1次，连服25天。肺痈初起、热毒炽盛、正气未伤者不宜服用。

### 人参核桃汤

【组成】人参6克，核桃仁25克，生姜10克。

【制法】先将人参洗净，与核桃仁、生姜一同入锅，加水适量，煮沸去渣取汁，再在药渣中加水煎取药汁，合并两次药汁即成。

【功效】补肺肾，定喘逆，适用于肺肾两虚之咳嗽喘促、喘息型慢性支气管炎、慢性支气管哮喘、肺气肿属于虚寒者。

【用法】日服1剂，分早晚2次温服。

# 消化不良

### 羊肉姜桂汤

【组成】黄羊肉500克，肉桂3克，小茴香6克，生姜10～25克，精盐适量。

【制法】将黄羊肉洗净后切成块，与洗净的肉桂、小茴香、生姜一同放入砂锅内，加水适量，用武火煮沸，再转用文火炖2小时，加精盐调味即成。

【功效】温补脾胃，祛寒止痛，适用于脾胃虚寒所致的腹部隐痛、消化不良等症。

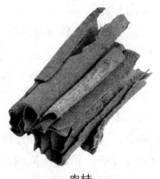

肉桂

【用法】佐餐食用。

### 香菇萝卜汤

【组成】香菇、豌豆苗各25克，白萝卜500克，精盐、黄酒、味精、黄豆芽汤各适量。

【制法】先将白萝卜洗净后去皮切丝，下沸水中焯至八成熟，捞出放在大碗内；用水泡发香菇，去杂质，洗净切丝；豌豆苗择洗干净，下沸水锅焯透捞出；然后往锅中加入黄豆芽汤、黄酒、精盐、味精，烧沸后去浮沫，放入白萝卜丝略烫一下，捞出放于大汤碗中，香菇丝略烫一下亦放入碗中，汤继续烧沸，撒上豌豆苗，起锅浇在汤碗内即成。

【功效】益气，化痰，理气，适用于消化不良、食积、咳嗽、痰多、气喘、高血压等症。

【用法】佐餐食用。

### 鹌鹑党参山药汤

【组成】鹌鹑 1 只，党参 15 克，怀山药 30 克，葱、生姜、精盐适量。

【制法】先将鹌鹑宰杀去毛及内脏，洗净切块，再将党参、山药洗净切片，与鹌鹑肉、葱、姜一同入锅，加水适量，用武火煮沸，再转用文火慢炖至鹌鹑肉熟烂，加精盐调味即成。

【功效】健脾养胃，助消化，适用于脾胃气虚所致的食量减少、消化不良。

【用法】饮汤吃肉。

### 乌鸡黄芪汤

【组成】乌骨鸡 1 只，炙黄芪 30 克，生姜 15 克，葱结 20 克，黄酒 10 克，精盐 8 克，鲜汤 50 克。

【制法】先将炙黄芪去灰烘干研末，乌骨鸡宰杀去毛及内脏，洗净，入沸水中焯 1 分钟，再将黄芪末抹入鸡腹内并置于蒸碗中，加入鲜汤、精盐、黄酒、生姜、葱，用湿棉纸封口，置蒸锅中用旺火沸水蒸至熟透即成。

【功效】补中益气，养血生血，适用于脾胃虚弱、消化不良、水肿等症。

【用法】每周服用 1～2 次，半年后见效。

### 酸辣鸭血汤

【组成】鸭血 500 克，豆腐 50 克，青蒜 1 根，精盐、香油、味精、淀粉、黄酒、醋、胡椒粉适量。

【制法】先在锅内放清水适量，水沸后放入切成丁的鸭血和豆腐丁，加入适量的精盐和黄酒，待水沸时稍后加入少许湿淀粉，再沸后急投入适量的醋、胡椒粉、味精、香油，撒上青蒜末，离火起锅即成。

【功效】开胃消食，适用于消化不良、食欲不振的患者。

【用法】饭前食用。

### 羊肉萝卜汤

【组成】羊肉 1000 克，萝卜 300 克，豌豆 100 克，草果、生姜各 5 克，香菜、胡椒粉少许，精盐、醋适量。

【制法】先将羊肉洗净切块，萝卜洗净切块，与豌豆一同放入锅中，加生姜、草果和清水适量，然后用武火煮沸，再转用文火慢炖至肉熟烂，加入精盐、胡椒粉、醋和香菜即成。

【功效】益气补虚，温中暖下，适用于积食不消、胃嗝逆的患者。

【用法】佐餐食用。

### 仙术汤

【组成】苍术、干枣（去核焙干）、白面（炒）各500克，茴香、炙甘草各60克，盐120克。

【制法】先将除白面之外的原料分别研成细末，再与白面和匀，炒熟，每日晨起用开水冲服50克。

【功效】健脾燥湿，醒胃温中，适用于寒湿困脾引起的脘腹胀满、不欲饮食、喜暖困倦、嗜卧嗜睡、头身沉重等症。

【用法】日服1次。

### 萝卜酸梅汤

【组成】新鲜萝卜250克，酸梅2枚，精盐少许。

【制法】将萝卜洗净切成薄片，与酸梅一同放入锅中，加清水适量，煨汤，水开后加精盐少许调味即成。

【功效】宽中行气，化积导滞，降气生津，清热化痰，适用于饮食积滞或进食过饱引起的胸闷、胃灼热、腹胀、胁痛、烦躁、气逆等症。

【用法】去渣饮汤。

## 呕 吐

### 椒面汤

【组成】川椒10克，白面100~150克，豆豉、精盐适量。

【制法】先将川椒炒后研末，白面做成面条并放入开水锅内煮，然后加入精盐、豆豉适量，将熟时再加入川椒面调匀即成。

【功效】温胃散寒，镇痛止呕，适用于妊娠腹痛或因寒伤脾胃引起的心腹结痛、呕吐、食不能下等症。

【用法】做正餐食用。

### 羊肚羹

【组成】羊肚1个,粳米50克,葱白数根,川椒(炒出汁)30粒,生姜6克,豆豉适量。

【制法】将生姜切成片,与葱白、粳米、豆豉、川椒等拌匀放入洗净的羊肚内,缝口,用水煮熟,调味食用。

【功效】祛风散寒,适用于胃虚素寒、因感受寒冷而诱发之呕吐以及胃寒喜暖等症。

【用法】空腹食用。

### 消食鸡蛋羹

【组成】山药、莲子、麦芽、槟榔、茯苓各15克,山楂20克,鸡内金30克,精盐或白糖适量,鸡蛋1个。

【制法】将以上前7味共研细末,每次取5克,加入打碎去壳的鸡蛋中,加入精盐或白糖调味,搅匀蒸熟。

【功效】消食开胃,适用于饮食失节之呕吐腹胀、嗳气吞酸。

【用法】日服1~2次。

### 鲫鱼砂仁汤

【组成】鲫鱼1条(重约150克),砂仁13克,生姜、葱、精盐各适量。

【制法】先将鲫鱼去鳞、鳃及肠杂,洗净,再将砂仁放入鱼腹中,然后将鱼放入砂锅,加水适量,用武火烧开后放入生姜、葱、精盐即成。

【功效】醒脾开胃,利湿止呕,适用于恶心呕吐、不思饮食或病后食欲不振的患者。

【用法】吃鱼饮汤。

### 蓬蒿菜鸡蛋清汤

【组成】鲜蓬蒿菜200克,香油、食盐各适量,鸡蛋3个。

【制法】先将蓬蒿菜洗净,加水适量煮汤,将熟时加入鸡蛋清,再煮片刻,加入香油、食盐调味即成。

【功效】消食止呕,适用于食积腹胀、呕吐酸腐、厌食嗳气。

【用法】佐餐食用。

### 佛手姜汤

【组成】佛手10克,生姜6克,白糖适量。

【制法】先将佛手和生姜用水煮,去渣取汁,再加入白糖即成。

【功效】疏气宽胸,和胃止呕,适用于肝胃不和引起的胸脘堵闷、疼痛发作、呕吐恶心、长吁叹息、纳食不香等症。

【用法】不拘时饮用。

### 辣椒叶蛋汤

【组成】鲜辣椒叶60~90克,花生油适量,鸡蛋2个。

【制法】将花生油置炒锅内,油热后将鸡蛋打入煎黄,加清水300克,与辣椒叶一同煮汤,加食盐少许调味即成。

【功效】温中散寒,止呕,健胃,止痛,适用于感寒或脾胃虚寒、气郁等所致之呕逆以及胃寒疼痛等。

【用法】佐餐食用。

### 花椒火腿汤

【组成】花椒3克,火腿肉150克。

【制法】将火腿肉洗净切片,与花椒同放锅内,加清水适量煮汤,肉熟后去汤面浮油,调味即成。

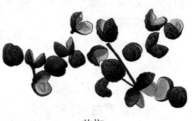

花椒

【功效】温中止痛,健脾开胃,适用于胃寒呕逆、恶心呕吐、虚寒性胃痛、脾虚泄泻等症。

【用法】佐餐食用。

### 陈皮生姜汤

【组成】陈皮120克,生姜250克。

【制法】将陈皮、生姜分别洗净,放入锅中,加水适量,煎汤。

【功效】温中散寒,止呕,适用于胃气虚寒所致的呕逆、手足不温等。

【用法】日服1剂,分3次服完。

# 肠 炎

### 骨碎补猪肾羹
【组成】猪肾 1 对,骨碎补 10 克,食盐等调料少许。
【制法】将猪肾去筋膜臊腺,切块划割细花,骨碎补洗净切片并用纱布包好,与猪腰花一同入锅,加水适量,煨汤 1 小时,熟后加入食盐等调料即成。
【功效】益气,补肾,温阳,适用于肾阳虚衰之五更泻、慢性肠炎、慢性腹泻等。
【用法】分顿食用,连服数日。

### 鲢鱼参芪汤
【组成】鲢鱼 1 条,党参、黄芪各 30 克,白术 15 克,干姜 3 片。
【制法】先将党参、黄芪、白术、干姜洗净,一同入锅,加水适量,用武火煮沸,再转用文火煎煮 30 分钟,去渣取汁,备用;然后将鲢鱼去鳞、鳃及内脏,洗净,与药汁一同放入砂锅,再用文火慢炖至鱼肉熟烂即成。
【功效】补气温脾暖胃,适用于慢性肠炎、消化道溃疡、慢性胃炎等症。
【用法】饮汤吃鱼肉。

### 扁豆红枣白芍汤
【组成】白扁豆 25 克,红枣 20 克,白芍、陈皮各 5 克。
【制法】将白扁豆、红枣洗净,与白芍、陈皮一同放入砂锅中,加水 1000 克煎煮至 800 克即成。
【功效】益气健中,运脾化湿,适用于慢性肠炎、慢性胃炎、大便稀溏等。
【用法】饮汤,温服。

### 马齿苋绿豆汤
【组成】鲜马齿苋 120 克(或干品 30 克),绿豆 30~60 克。
【制法】将以上 2 味洗净,一同放入锅中,加清水适量,先用武火烧开,再转用文火炖至豆烂即成。
【功效】清热解毒,杀菌止痢,适用于急性细菌性痢疾、肠炎、便下脓血等症。

【用法】每服1剂，日服2次。

### 菱肉豆腐汤

【组成】鲜菱角肉100克，豆腐1块，花椒5粒，豆油、香油、精盐、味精、葱适量。

【制法】先将豆油下锅烧热，投入花椒炸香，加清水适量，然后放入菱角肉、豆腐、精盐，武火煮至豆腐浮起，再加味精、葱花，淋上香油即成。

【功效】益气安神，利肠胃，适用于痢疾、消化道癌症等患者。

【用法】佐餐食用。

### 火炭母猪血汤

【组成】鲜火炭母30～60克，猪血150～200克，精盐少许。

【制法】将猪血洗净切成小块，与洗净的鲜火炭母同入锅，加清水适量煨汤，熟后加精盐少许调味即成。

【功效】清热解毒，消胀满，利大肠，适用于小儿夏季燥热、肠炎、消化不良、饮食积滞等症。

【用法】饮汤食猪血。

# 胃　痛

### 鲫鱼姜橘羹

【组成】鲫鱼1条（重约250克），生姜30克，橘皮10克，胡椒3克，精盐少许。

【制法】先将鲫鱼去鳞、鳃及肠杂，洗净，然后将生姜、橘皮等洗净切碎，与胡椒一同装入布袋并填入鱼肚内，加水适量，小火煨熟，加精盐少许即成。

【功效】温中和胃，理气止痛，适用于胃寒型胃脘疼痛、食欲不振、消化不良、虚弱无力等症。

【用法】空腹吃鱼喝汤。

### 甲鱼羊肉汤

【组成】甲鱼1000克，羊肉500克，草果5克，生姜、胡椒粉、盐、味精各适量。

【制法】将甲鱼切成1厘米见方的块,然后将甲鱼肉、羊肉、草果、姜放入锅内,加清水适量,武火烧沸后,再转用文火炖至肉烂,加盐、胡椒粉、味精,搅匀即成。

【功效】滋补肾阴,温养脾胃,适用于肾阴亏虚所致的头晕耳鸣、潮热盗汗、腰膝酸软和脾胃阳虚所致的脘腹冷痛、饮食减少、食后腹胀不舒等。

【用法】佐餐食用,吃肉饮汤。

### 辣椒叶蛋汤

【组成】鲜辣椒叶60~90克,花生油适量,鸡蛋2个。

【制法】将花生油置炒锅内,油热后将鸡蛋打入煎黄,加清水300克,与辣椒叶一同煮汤,加食盐少许调味即成。

【功效】温中散寒,止呕,健胃,止痛,适用于感寒或脾胃虚寒、气郁等所致之呕逆以及胃寒疼痛等。

【用法】佐餐食用。

### 猪肚姜桂汤

【组成】猪肚150克,生姜15克,肉桂3克,精盐适量。

【制法】将猪肚洗净,放入碗内或陶瓷器皿中,加入生姜、肉桂、精盐和清水适量,隔水炖熟。

【功效】补益脾胃,温中散寒,适用于胃脘隐痛、吐清水等症。

【用法】佐餐食用,饮汤吃猪肚,分2次吃完。

## 胃 炎

### 鲫鱼党参汤

【组成】鲫鱼1条,党参15克,草果1.5克,陈皮、桂皮各3克,干姜6克,胡椒10粒,葱、酱、精盐各适量。

【制法】将鲫鱼去鳞、鳃及内脏,洗净,与洗净的党参、草果、陈皮、桂皮、干姜、胡椒一同入锅,加水适量,用武火煮沸,再转用文火慢炖,至鱼肉熟烂,加入葱、酱、精盐调味,稍煮即成。

【功效】温补脾胃,适用于慢性胃炎、消化道溃疡、消化不良、慢性肠炎等症。

【用法】佐餐食用，饮汤吃鱼肉。

### 沙参山药汤

【组成】北沙参、怀山药各30克。

【制法】将北沙参、怀山药分别洗净切碎，一同入锅，加水适量，先浸渍2小时，再煎煮40分钟，取汁；往药渣中再加清水适量，煎煮30分钟，去渣取汁；合并两次药汁即成。

【功效】滋阴益气，补脾养胃，适用于脾胃气阴不足所致的慢性胃炎、急性感染性发热、暑热症等。

【用法】日服1剂，分早晚2次温服。

### 鲤鱼参术汤

【组成】鲜鲤鱼1条，党参、白术各15克，怀山药30克。

【制法】先将党参、白术、怀山药洗净，一同入锅，加水适量，用武火煮沸，再转用文火煎煮30分钟，去渣取汁，备用；然后将鲜鲤鱼去鳞、鳃及内脏，洗净后与药汁一同放入砂锅，再用文火慢炖至鱼肉熟烂即成。

【功效】补益脾胃，适用于慢性胃炎、消化道溃疡、胃下垂等症。

【用法】佐餐食用，饮汤吃鱼肉。

### 乳鸽山药汤

【组成】乳鸽1只，怀山药30克，砂仁15克，生姜5克，胡椒10克，精盐适量。

【制法】先将乳鸽宰杀去毛及内脏，洗净，下油锅用姜爆至微黄，再将乳鸽与洗净的怀山药、胡椒一同放入砂锅中，加水适量，用武火煮沸，再转用文火炖2小时，然后加入捣碎的砂仁，再炖15～20分钟，加精盐调味即成。

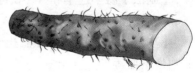

山药

【功效】温中健脾，行气止呕，适用于慢性胃炎、胃溃疡者，症见胃脘隐隐作痛、嗳气、腹胀、反胃、口淡、时泛清涎、舌淡而胖、苔白滑、脉虚弱。

【用法】佐餐食用。

# 胃及十二指肠溃疡

## 姜韭牛奶羹

【组成】韭菜、牛奶各250克,生姜25克。

【制法】先将韭菜和生姜洗净,切碎,捣烂,再以干净纱布绞取汁液,放入锅中,加入牛奶,加热煮沸即成。

【功效】健脾温胃,降气止逆,适用于胃寒型胃溃疡、慢性胃炎、胃脘因寒发痛、呕恶等症,也适用于胃癌、食道癌、贲门癌患者。

【用法】趁热顿服。

## 鸡肉猴头菇汤

【组成】鸡1只(重约750克),猴头菇120克,黄芪30克,生姜3片。

【制法】先将活鸡宰杀去毛及内脏,洗净切块;黄芪洗净,与鸡肉、生姜一同放入锅内,加清水适量,武火煮沸后,转文火炖2小时,去黄芪;再将洗净的猴头菇切片放入鸡汤内煮熟,稍加调味即成。

【功效】补脾益气,助消化,抗癌,适用于胃及十二指肠溃疡、慢性胃炎、食道癌、肠癌等。

【用法】佐餐食用,凡胃热气滞者不宜服用。

## 旱莲草红枣汤

【组成】鲜旱莲草50克,红枣10枚。

【制法】将旱莲草和红枣洗净,一同放入锅中,加清水适量,煨汤,熟后去渣即成。

【功效】滋补肝肾,养血止血,适用于胃及十二指肠溃疡出血、失血性贫血等。

【用法】饮汤吃枣。

## 牛肉良姜汤

【组成】牛肉750克,高良姜、干姜各30克,精盐适量。

【制法】先将牛肉洗净,去筋膜,切成块,再将高良姜、干姜洗净,与牛肉一同放入砂锅内,加水适量,用武火煮沸,再转用文火炖2小时,加精盐调味即成。

【功效】温中散寒,补虚健胃,适用于胃及十二指肠溃疡属胃寒者以及胃寒胃痛患者，症见胃脘冷痛、口淡流涎、恶心欲吐、饮食无味、得温痛减或泄泻腹痛、舌淡、脉迟。

【用法】佐餐食用。

## 胃 下 垂

**牛肚枳壳砂仁汤**

【组成】牛肚250克，炒枳壳10～12克，砂仁2克，精盐适量。

【制法】将牛肚洗净切块，与洗净的炒枳壳、砂仁一同放入砂锅内，加水适量，用武火煮沸，再转用文火炖至牛肚熟烂，加精盐调味即成。

【功效】补气健中，消除痞满，适用于脾胃虚弱、食后脘腹胀满、胃下垂等症。

【用法】饮汤吃猪肚。

**鲫鱼黄芪汤**

【组成】鲜鲫鱼1条（重约250克），黄芪25克，炒枳壳10克，生姜、精盐各适量。

【制法】先将黄芪、枳壳洗净，放入锅内，加入清水，煎煮40分钟，去渣取汁备用；再将鲫鱼去鳞、鳃及内脏，洗净后放入锅内，加入药汁，酌加生姜、精盐等调料，用武火煮沸，转用文火慢炖至鱼肉熟烂即成。

【功效】补气升阳，健脾和中，适用于脾气下陷所致的胃下垂、脱肛、子宫脱垂等症。

【用法】饮汤吃鱼肉。

## 腹 痛

**羊肾羹**

【组成】羊肾2对，羊脂200克，肉苁蓉50克，陈皮5克，草果、荜茇、胡椒各10克，面粉150克，酱油、精盐、葱各适量。

【制法】先将面粉加工成面片，羊肾洗净去臊腺筋膜，羊脂洗净，然后将肉苁蓉、陈皮、草果、荜茇、胡椒装入布袋，与羊肾、羊脂同放入锅内,加清水适量,用武火烧沸后,转用文火炖至羊肾熟透,加入酱油、精盐、葱和面片,煮熟即成。

【功效】健脾暖胃,补肾壮阳,适用于肾虚阳衰、腰膝无力、脾虚食少、胃寒腹痛等。

【用法】佐餐食用。

### 渴补鸡汤

【组成】公鸡1只,桂皮、陈皮各5克,干姜、胡椒各10克,党参30克,草果3克,葱、酱油、精盐各适量。

【制法】将公鸡去毛及内脏杂物,洗净后连同其他药物一同入锅,加水适量,炖汤,待鸡肉熟烂后过滤去渣即成。

【功效】补益脾胃,温中散寒,适用于脾胃阳虚或气虚所致的不思饮食、胃脘及腹部隐痛症。

【用法】吃肉饮汤。

### 带鱼豆豉汤

【组成】带鱼500克,豆豉6克,陈皮3克,胡椒1.5克,生姜3片。

【制法】先将带鱼去鳞及内脏,洗净切块,然后将豆豉放入锅中,调入生姜、陈皮、胡椒,加清水适量,煮沸,再放入带鱼,煮至鱼肉熟烂即成。

【功效】温中和胃,适用于脾胃虚寒所致的饮食减少、食而不化、腹部隐痛等症。

【用法】吃鱼饮汤,凡过敏体质者慎用。

## 泄 泻

### 火腿脚爪羹

【组成】陈火腿脚爪1个,精盐少许。

【制法】将火腿脚爪洗净,加水适量,用小火煮炖约1天,直至火腿脚爪烂熟成羹汤,加精盐少许即成。

【功效】健脾燥湿,适用于脾虚久泻等症。

【用法】分顿随量食用,连服2天。

### 猪肉莲子芡实汤

【组成】猪肉 200 克,莲子、芡实肉各 50 克,精盐适量。

【制法】将猪肉洗净切块,与莲子及芡实一同放入锅内,加清水适量,煲汤,熟后加少量精盐调味即成。

【功效】补肾固脾,宁心安神,适用于肾虚腰膝酸痛、心烦失眠、多梦、梦遗或滑精、夜多小便、时有心悸、大便溏泄等症。

【用法】不拘时食用。

### 人参莲肉汤

【组成】人参 10 克,莲子(去皮去心)10 枚,冰糖 30 克。

【制法】将人参、莲子放在碗中,加清水适量,泡发后,再加冰糖,隔水蒸约 1 小时即成。

【功效】健脾益胃,补气强身,适用于中老年人病后体虚、气弱、脾虚、食少、疲倦、自汗、泄泻等症。

【用法】顿服,饮汤吃莲肉,日服 1 次。人参可连续使用 3 次,次日可再加莲子和冰糖如上法蒸制,第 3 次可连同人参一起食用。

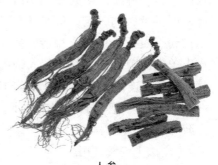

人参

### 姜汁鸭蛋汤

【组成】姜汁 5 克,鸭蛋 1 个。

【制法】先将清水 200 克煮沸,然后将鸭蛋去壳搅匀,加入姜汁,倒入沸水中煮成蛋花汤。

【功效】祛寒,止泄泻,养阴,适用于妇女产前产后之脾胃虚寒、大便稀溏、腹泻。

【用法】加食盐少许调味食用。

### 鹅肉沙参玉竹汤

【组成】鹅肉 250 克,玉竹、北沙参各 15 克,山药 30 克,精盐适量。

【制法】先将鹅肉洗净切成小块,然后与洗净的沙参、玉竹、山药一同入锅，加水适量，用武火煮沸，再转用文火慢炖至鹅肉熟烂，加精盐调味即成。

【功效】补益脾胃，润燥止渴，适用于脾阴不足所致的口干思饮、少食不饥、便溏腹泻等症。

【用法】饮汤吃鹅肉。凡湿热内蕴者不宜服用。

## 羊肉山药汤

【组成】羊肉500克，怀山药50克，葱白30克，生姜15克，胡椒粉6克，黄酒20克，精盐3克。

【制法】将羊肉剔去筋膜洗净，略划几刀，再入沸水中氽去血水；葱、姜洗净，切成段或拍破待用；怀山药用清水浸透后切成2厘米厚的片，与羊肉一同放入锅中；加入清水适量和葱白、生姜、胡椒粉、黄酒，用武火烧沸，撇去浮沫，转用文火炖至羊肉酥烂，捞出羊肉凉凉后切成片，装入碗内；将原汤除去葱、姜，加盐和味精，搅匀，连怀山药一起倒入羊肉碗内即成。

【功效】补脾益肾，温中暖下，适用于虚劳骨蒸、肾阳虚弱、畏寒肢冷、脾虚泄泻等症。

【用法】佐餐食用。

## 鱿鱼汤

【组成】鱿鱼肉200克，黄酒、葱、生姜、味精、精盐、香油各适量。

【制法】将鱿鱼肉洗净，放入锅中，加水适量和黄酒、葱、姜，用武火煮沸，再转用文火慢炖至鱼肉熟烂，加精盐、味精、香油调味，稍沸即成。

【功效】补益脾胃，适用于脾胃虚所致的饮食减少、脘腹作胀、大便稀溏等症。

【用法】当菜或点心食用，饮汤吃鱼肉。

## 乌梅车前汤

【组成】乌梅10克，车前草9克，玫瑰花2克，蜂蜜20克，白糖适量。

【制法】先将乌梅、车前草洗净，一同放入砂锅中，然后加水700克煎至500克，再加入洗净的玫瑰花、蜂蜜、白糖，搅拌均匀即成。

【功效】清热利湿，生津和胃，适用于暑湿泄泻、食欲不振、口干乏力等症，也可用于防暑。

【用法】日服1剂，分2～3次服用。

### 荔枝扁豆汤

【组成】干荔枝肉30克，炒扁豆20克。

【制法】将干荔枝肉和扁豆洗净，一同入锅，加水适量，煎煮40分钟左右，至荔枝肉和扁豆熟烂即成。

【功效】补气和中，健脾止泻，适用于脾气虚弱、大便溏泄兼有不消化食物、食欲不振、神疲乏力等症。

【用法】当点心食用。

### 绿豆车前汤

【组成】绿豆60克，车前草30克。

【制法】将绿豆、车前草洗净，一同放入砂锅中，加水600克煎煮至300克，去药渣即成。

【功效】清热解毒，消暑利水，适用于暑湿泄泻、肛门灼热及防暑等。

【用法】日服1剂，分2次服用。

## 痢　疾

### 鲫鱼羹

【组成】大鲫鱼1条（重约1000克），陈皮、胡椒、砂仁、荜茇、泡辣椒各10克，大蒜2瓣，葱、植物油、酱油、精盐各适量。

【制法】先将鲫鱼去鳞及内脏，洗净后在鱼肚内装入陈皮、胡椒、砂仁、荜茇、泡辣椒、大蒜、葱、酱油等，然后将锅烧热，放入植物油适量，烧至油八成热时把鱼放入锅中，再加清水炖煮，待汤浓稠呈奶白色时，加盐调味即成。

【功效】醒脾暖胃，疏通乳脉，适用于脾胃虚弱之慢性腹泻、慢性痢疾，产妇服食亦有催乳作用。

【用法】吃鱼喝汤，空腹随量食用。凡湿热蕴毒之下痢脓血者不宜服用。

**野苋汤**

【组成】鲜马齿苋500克,白糖适量。

【制法】将鲜马齿苋洗净切碎,加水适量,煎取浓汁,加入白糖调味即成。

【功效】清热解毒,止血止痢,适用于细菌性痢疾。

【用法】日服3次,每服200克。

**山楂银花汤**

【组成】山楂片30克,金银花6克,白糖60克。

【制法】将山楂片、金银花放在勺内,用文火炒热,加入白糖,改用小火炒成糖饯,用开水冲泡即成。

【功效】降脂,降血压,活血,止痢疾,消食积,适用于高脂血症、高血压、痢疾、消化不良等症。

【用法】日服1剂。

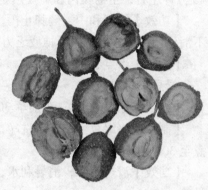

山楂干

# 便　秘

**海参猪肠木耳汤**

【组成】海参50克,猪大肠200克,木耳20克,黄酒、味精、葱末、姜末、精盐各适量。

【制法】先将海参用水泡发,洗净;猪大肠内壁用盐擦之,以去除污浊之物,切成段;木耳用清水泡发洗净;再将海参、猪大肠、木耳一同入锅,加清水适量和精盐、葱、黄酒,用武火烧沸,再用文火慢炖至熟烂,加味精调味即成。

【功效】滋阴清热,润肠通便,适用于阴虚肠燥之便秘。

【用法】佐餐食用。

### 蜂蜜香油汤

【组成】蜂蜜 50 克，香油 25 克。

【制法】先将蜂蜜放入碗中，用竹筷不停地搅拌使其起泡，搅至蜂蜜泡浓密时，边搅边将香油缓缓地掺入蜂蜜中，共同搅匀，再将约 100 克温开水徐徐加入，搅匀，搅至开水、香油、蜂蜜成混合液状即成。

【功效】润肠通便，缓急解毒，适用于肠燥便秘、习惯性便秘。

【用法】温热顿服。

### 桃仁通幽汤

【组成】桃仁、当归尾各 9 克，郁李仁 6 克，小茴香 1 克，藏红花 1.5 克。

【制法】将以上 5 味药入锅，加水合煮，沸后去渣即成。

【功效】润肠通便，行气化瘀，消胀，适用于血脉瘀阻、阻滞大肠而致的腹部胀满、二便不通等症。

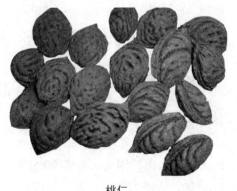

桃仁

【用法】不拘时饮用。

### 百合冬瓜鸡蛋汤

【组成】百合 20 克，冬瓜 100 克，油、盐各适量，鸡蛋 1 个。

【制法】将百合、冬瓜及鸡蛋清加油、盐煮汤食用。

【功效】清热解毒，利水消痰，清心安神，适用于各种便秘，对大肠积热之便秘效果尤佳。

【用法】随意服用。

### 西洋菜蜜枣汤

【组成】西洋菜 500 克，蜜枣 5～6 枚。

【制法】将西洋菜和蜜枣洗净，一同放入砂锅中，加清水适量，炖 2～3 小时即成。

【功效】清热，润肺，止咳，润肠，适用于肺燥咳嗽、肠燥便秘、咽干口燥等症。

【用法】不拘时食用。

### 黄精生地鸡蛋汤

【组成】黄精、生地黄各60克，鸡蛋4个，蜂蜜适量。

【制法】将黄精、生地黄洗净切片，与煮熟去壳的鸡蛋一同放入锅内，加水适量，武火煮沸后，文火煮约半小时，放凉至饮前调入蜂蜜即成。

【功效】补脾益肾，滋润养颜，适用于脾肾阴亏、精津不足，症见肌肤失养、颜面枯槁、发枯脱落、发白面皱、大便秘结、肌肤粗糙等。

【用法】日服1剂，吃蛋饮汤。凡中焦虚寒之大便溏泄、痰湿痞满者不宜服用。

### 女贞芝麻汤

【组成】女贞子12～15克，黑芝麻、桑葚、草决明各10克，泽泻9克。

【制法】先将以上5味洗净，一同放入砂锅中，加水适量，用武火煮沸，再转用文火煎煮30分钟，取汁；药渣加水适量，再煎煮25分钟，去渣取汁；合并药汁即成。

【功效】补肝肾，养头目，润肠道，适用于阴虚肠燥所致的便秘和肝肾阴虚所致的头晕目花等。

【用法】每日1剂，分早晚2次空腹服用。

### 山楂萝卜汤

【组成】生山楂10个，红萝卜1个，食醋少许。

【制法】将红萝卜洗净切块，与洗净的生山楂、食醋一同放入砂锅内，加水适量，煎汤。

【功效】润肠通便，适用于便秘。

【用法】每日1剂，分3次服用，可同时吃山楂。

### 猪肠核桃汤

【组成】猪大肠500克，核桃仁120克，熟地黄60克，红枣10克，精盐适量。

【制法】将核桃仁用开水烫后去衣，红枣去核洗净，猪大肠洗净切成小段,与洗净的熟地黄、红枣、核桃仁一同放入砂锅内,加水适量,用武火煮沸,再转用文火炖2小时,加精盐调味即成。

【功效】滋肾补肺,润肠通便,适用于老年人或病后津液不足、肠燥便秘,或素有肝肾阴虚之热结便秘,以及习惯性便秘属燥结者。

【用法】佐餐食用。凡脾虚湿盛之大便溏泄、痰热咳喘者不宜服用。

**姜汁北杏猪肺汤**

【组成】猪肺250克,杏仁10克,姜汁20克,精盐适量。

【制法】先将猪肺切块洗干净,放在锅内,加清水熬汤,再加入杏仁,汤沸后滴入姜汁稍煮待猪肺熟透,即可加精盐少许调味而成。

【功效】补肺,止咳,化痰,暖胃,适用于老年性慢性支气管炎咳嗽、久咳不愈、肠燥便秘等症。

【用法】饮汤吃猪肺,杏仁也可以吃。

**桑葚冰糖汤**

【组成】鲜熟桑葚50~75克,冰糖适量。

【制法】先将桑葚洗净,放入锅中,加水适量,煎汤,再加入冰糖使溶即成。

【功效】滋阴血,润肠通便,适用于肝肾阴虚所致的健忘、头晕、失眠、便秘等症。

【用法】日服1剂。

## 便 血

**野猪肉红枣汤**

【组成】野猪肉500克,红枣30克。

【制法】将野猪肉洗净切片,红枣洗净,一同入锅,加水适量,用武火煮沸,再转用文火慢炖至肉熟烂即成。

【功效】补益气血,适用于气血不足所致的头晕眼花、心悸不宁、神疲乏力、便血等。

【用法】饮汤吃肉和红枣。

### 大肠槐米柏仁汤

【组成】猪大肠 1 条，槐花米 100 克，柏子仁 15 克。

【制法】将猪大肠洗净，然后将槐花米、柏子仁塞入猪大肠内，再将猪大肠放入砂锅中，加水适量，煮汤 3~4 小时即成。

【功效】健脾收敛，止泻止血，适用于大便稀溏、腹泻、便血。

【用法】不拘时饮汤。

### 木耳柿饼汤

【组成】黑木耳 5 克，柿饼 30 克。

【制法】将黑木耳用清水泡发洗净，柿饼略洗，一同入锅，加水适量，然后用武火煮沸，再转用文火煮炖约 30 分钟，至黑木耳和柿饼熟烂即成。

【功效】滋阴凉血，润肠通便，适用于肠燥血热所致的大便干结、便后出血、痔核肿痛等症。

【用法】当点心食用。

### 乌梅红糖汤

【组成】乌梅 10 克，红糖 250 克。

【制法】将乌梅洗净，与红糖一同放入锅内，加清水 500 克，用武火煮沸，再转用文火煎煮 30 分钟左右即成。

【功效】健脾固涩，适用于脾虚气陷、痢疾日久、便下脓血、滑泄脱肛、乏力恶食等症。

【用法】不拘时饮服，凡内有痰湿者不宜服用。

# 肝 硬 化

### 鲤鱼赤豆陈皮汤

【组成】鲤鱼 1 条（重约 1000 克），赤豆 120 克，陈皮 6 克。

【制法】先将鲤鱼去鳞、鳃及内脏，洗净，然后将赤豆洗净放入鱼肚中，入锅，加水适量，用武火煮沸，再转用文火慢炖至鱼熟汤浓即成。

【功效】清热解毒，利水消肿，适用于肝硬化腹水、黄疸型肝炎、胆囊炎、胰腺炎等症。

【用法】吃鱼喝汤，每日 2 次。

# 肝　炎

### 猪肉蘑菇汤

【组成】瘦猪肉、蘑菇各 100 克，精盐适量。

【制法】将瘦猪肉洗净，切成块，蘑菇洗净切成片，一同放入砂锅内，加水适量，煮汤，加少量精盐调味即成。

【功效】滋阴润燥，健胃补脾，适用于白细胞减少、慢性肝炎等症。

【用法】佐餐食用。

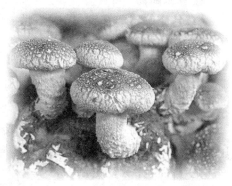

蘑菇

### 猪骨白背叶根汤

【组成】猪脊骨 200 克，白背叶根 90 克（或干品 45 克），精盐适量。

【制法】将猪脊骨洗净剁碎，与洗净的白背叶根一同放入砂锅，加水 2000 克煎煮至 400 克，去药渣，加精盐调味即成。

【功效】利湿舒肝，活血养阴，适用于慢性肝炎。

【用法】日服 1 剂，分 2 次服用。

### 酸枣汤

【组成】酸枣 50 克，白糖适量。

【制法】将酸枣洗净，加水 500 克，用文火煎约 1 小时，加入白糖即成。

【功效】清热解毒，安神，适用于急、慢性肝炎及心烦不安患者。

【用法】随量饮用，每日 1 剂。

### 猪肉西红柿汤

【组成】瘦猪肉 200 克，西红柿 200 克，精盐、味精、猪油、猪肉汤适量。

【制法】先将猪肉切成小薄片，西红柿洗净切成块，然后往锅中加入肉汤，放入猪肉片、精盐稍煮，再放入西红柿块，烧沸，撇去浮沫,加味精和猪油调味即成。

【功效】清热解毒,平肝益血,健胃消食,适用于慢性肝炎、高血压、脾胃虚弱、食欲不振等症。

【用法】佐餐食用。

**猪骨米醋汤**

【组成】鲜猪脊骨 500 克,红糖、白糖各 200 克,米醋 1000 克。

【制法】将鲜猪脊骨洗净,与另 3 味一同放在锅中熬煮,至沸后 30 分钟取出过滤即成。

【功效】散瘀解毒,补虚弱,强筋骨,适用于急、慢性肝炎,症见胁肋急痛或隐痛、烦躁易怒、神疲乏力、纳差呕恶。

【用法】每日 3 次,饭后服用,成人每次 30～40 克,小儿每次 10～15 克,连服 1 个月为一疗程。慢性肝炎患者服用 2～3 个疗程。凡有高热者不宜服用。

# 黄 疸

**茅根猪肉羹**

【组成】鲜茅根 150 克(或干茅根 50 克),瘦猪肉 250 克,食盐少许。

【制法】先将鲜茅根剪段,洗净,然后将瘦猪肉切成肉丝,与茅根一同入锅,加水适量煮熟,加食盐少许调味即成。

【功效】益气,清热,利湿,退黄,适用于身体虚弱、疲乏无力以及温热黄疸等病症。

【用法】分顿食用,吃肉喝汤。

**鳗鱼汤**

【组成】鳗鱼 1～2 条,茯苓 15 克,红枣 10 枚,黄酒、葱、生姜、精盐、味精、香油适量。

【制法】先将茯苓、红枣浸泡,煎煮 30 分钟,去渣取汁,备用;再将鳗鱼剖杀洗净,放入锅内,加入黄酒、葱段、生姜片、精盐、药汁和清水适量,用武火煮沸,再转用文火慢炖至鱼肉熟烂,加味精、香油调味即成。

【功效】补益脾胃，除湿利水，适用于脾虚水停所致的小便不利、腹胀、黄疸等症。

【用法】饮汤吃鱼肉。

### 黄瓜藤鸡蛋汤

【组成】黄瓜藤1条，鸡蛋1个。

【制法】先将黄瓜藤洗净，加水200克煎煮至100克，去渣取汁，再将鸡蛋去壳与药汁搅匀，煮熟。

【功效】益胆，退黄，适用于急性黄疸性肝炎。

【用法】吃蛋饮汤。

### 茵陈蒲公英汤

【组成】茵陈100克，蒲公英50克，白糖30克。

【制法】将茵陈、蒲公英洗净，加水500克煎至400克，加入白糖即成。

【功效】清热解毒，利胆退黄，适用于急性黄疸性肝炎。

【用法】1剂分2次服用，日服2~4次。

### 谷糖蜂蜜鸡蛋汤

【组成】麦芽糖100克，蜂蜜50克，鸡蛋2个。

【制法】麦芽糖用水200克煎煮至100克，去渣取汁，加入去壳后的鸡蛋，搅匀，再加入蜂蜜，煮熟。

【功效】利尿退黄，适用于急性黄疸性肝炎。

【用法】日服1剂。

## 胆囊炎、胆石症

### 视肉茵陈汤

【组成】肉灵芝100~150克，茵陈30克。

【制法】先将肉灵芝和茵陈洗净，然后一同放入锅内，加清水煨汤，去茵陈渣即成。

【功效】清热解毒，利湿利胆，适用于急、慢性胆囊炎，胆石症，急性病毒性肝炎，黄疸等。

【用法】饮汤吃肉灵芝。

### 珍珠草猪肝汤

【组成】珍珠草 60 克（或干品 30 克），猪肝 100 克。

【制法】将鲜珍珠草洗净，切碎；猪肝洗净切成薄片，入锅，加适量的水煮成猪肝汤；猪肝熟后再加入珍珠草，水沸后去珍珠草即成。

【功效】平肝清热，和血解毒，养肝明目，利湿退黄，适用于急、慢性胆囊炎，胆石症，急性传染性肝炎，黄疸，小儿疳积，急性眼球结膜炎，肾炎水肿，肠炎，尿路感染等症。

【用法】每日服用 1 剂，连用 5～6 剂。

### 鲤鱼赤豆陈皮汤

【组成】鲤鱼 1 条（重约 1000 克），赤豆 120 克，陈皮 6 克。

【制法】先将鲤鱼去鳞、鳃及内脏，洗净，然后将赤豆洗净放入鱼肚中，入锅，加水适量，用武火煮沸，再转用文火慢炖至鱼熟汤浓即成。

【功效】清热解毒，利水消肿，适用于肝硬化腹水、黄疸型肝炎、胆囊炎、胰腺炎等。

【用法】吃鱼喝汤，每日 2 次。

## 高 血 压

### 银耳杜仲羹

【组成】银耳、炙杜仲各 20 克，灵芝 10 克，冰糖 150 克。

【制法】先将杜仲和灵芝洗净，加水先后煎煮 3 次，合并药汁，熬成约 1000 克；然后将银耳用清水泡发，去杂质洗净，加水用文火熬至微黄色，再加入药汁；继续用文火熬至银耳酥烂成胶状，加入冰糖使之溶化即成。

【功效】养阴润肺，益胃生津，适用于脾肾两虚型高血压，症见头昏、耳鸣、失眠、腰膝酸痛者。

【用法】早晚各服 1 小碗，久服见效。

### 海参羹

【组成】海参 100 克，冬笋片 20 克，香菇 5 克，火腿肉 3 克，猪油3克、黄酒、味精、葱末、姜末、精盐、胡椒粉适量。

【制法】先将海参用水泡发，切丁，香菇和冬笋切碎；然后将猪油烧热，放入葱姜末，爆炒，倒入白汤；加入海参、香菇、冬笋、盐、黄酒、味精等，煮沸勾芡；倒入火腿末，撒上胡椒粉即成。

【功效】补肾壮阳，益气滋阴，通肠润燥，适用于肾虚阳痿、体虚、高血压等症。

【用法】佐餐食用。

### 乌骨鸡虫草汤

【组成】乌骨鸡肉100～120克，冬虫夏草10克，怀山药30克。

【制法】将乌骨鸡宰杀去毛和内脏，洗净切块，与洗净的冬虫夏草、怀山药一同入锅，加水适量，先用武火煮沸，再转用文火慢炖至肉熟烂即成。

【功效】益气养阴，适用于糖尿病、高血压、骨蒸潮热、盗汗等症。

【用法】饮汤吃鸡肉。

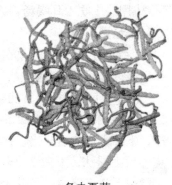

冬虫夏草

### 草决明海带汤

【组成】海带30克，草决明15克。

【制法】将草决明、海带洗净，切段，一同放入锅中，加清水适量，煨汤，熟后去药渣即成。

【功效】清肝，明目，化痰，适用于结膜炎、高血压、肝火旺引起的面赤头痛等。

【用法】饮汤吃海带。

### 鱿鱼冬瓜汤

【组成】鱿鱼250克，冬瓜250～500克，植物油、精盐各适量。

【制法】先将鱿鱼去鳃及内脏，洗净，下热油锅，煎至鱼尾呈金黄色，再放入洗净切好的冬瓜块，加清水适量，炖汤3～4小时，汤成后加少许精盐调味即成。

【功效】平肝，祛风，利尿，清热，适用于肝阳上亢所致的头痛眼花、高血压，以及肾炎水肿或其他原因引起的水肿。

【用法】佐餐食用。

### 双耳汤

【组成】白木耳 10 克，黑木耳 10 克，冰糖 30 克。

【制法】先将白木耳、黑木耳用温水泡发，并摘除蒂柄，除去杂质，洗净；再将白木耳、黑木耳、冰糖和清水适量一同放入碗中，上笼蒸约 1 小时，至木耳熟烂即成。

【功效】滋阴润肺，和营止咳，适用于血管硬化、高血压、眼底出血、头晕目眩、耳鸣麻差、腰膝酸软、咳嗽、气喘等症。

【用法】吃木耳喝汤，日服 2 剂。

### 香菇萝卜汤

【组成】香菇、豌豆苗各 25 克，白萝卜 500 克，精盐、黄酒、味精、黄豆芽汤各适量。

【制法】先将白萝卜洗净去皮切丝，下沸水中余至八成熟，捞出放在大碗内；将香菇用水泡发，去杂质，洗净切丝；豌豆苗择洗干净，下沸水锅余透捞出；往锅中加入黄豆芽汤、黄酒、精盐、味精，烧沸后去浮沫，下白萝卜丝略烫一下，捞出放入大汤碗中，香菇丝略烫一下放入碗中；汤继续烧沸，撒上豌豆苗，起锅浇在汤内即成。

【功效】益气，化痰，理气，适用于消化不良、食积、咳嗽、痰多、气喘、高血压等症。

【用法】佐餐食用。

### 茼蒿鸡蛋汤

【组成】鲜茼蒿 250 克，鸡蛋 3 个，精盐、香油各适量。

【制法】先将鲜茼蒿洗净，放入锅中，加清水适量煮汤；汤将好时加入鸡蛋清，稍煮片刻，用油、盐调味即成。

【功效】养心，润肺，化痰，消水肿，适用于高血压性头昏脑涨、热咳痰浓、睡眠不安、饮食积滞等症。

【用法】佐餐食用，日服 3 次。

### 红枣葵花盘汤

【组成】红枣 20 枚，向日葵盘 1 个。

【制法】将红枣、向日葵盘分别洗净，一同入锅，加水 1200 克，煎煮至 400 克即成。

【功效】降血压，止头痛，适用于高血压。

【用法】日服 1 剂，饮汤吃红枣。

### 雪羹汤

【组成】海蛰 50～100 克，荸荠 100～150 克。

【制法】将海蛰洗净切碎，荸荠去皮切成薄片，一同放入砂锅内，加水适量，用小火煎煮 1 小时即成。

【功效】滋阴润肺，止咳化痰，祛除邪热，适用于高血压、热性病邪热伤胃阴、口燥咽干、大便秘结、肺热咳嗽、痰浓黄稠，以及肺癌、鼻咽癌、肠癌患者放疗后出现的阴虚内热、咳嗽、口干咽燥等症。

【用法】饮汤吃海蛰和荸荠，日服 1 剂，连服 2 次。

### 西瓜皮决明汤

【组成】西瓜皮 30 克，决明子 15 克。

【制法】将西瓜皮洗净切成小块，与洗净的决明子一同放入砂锅内，加水适量，煎汤，去渣取汁即成。

【功效】清暑解热，利尿，降血压，适用于高血压、暑热烦躁等。

【用法】不拘时饮汤。

## 高脂血症

### 紫菜黄瓜汤

【组成】紫菜 250 克，黄瓜 100 克，精盐、味精、酱油、生姜末、香油各适量。

【制法】紫菜用水泡发，去杂质，洗净切成段；黄瓜洗净切成片；往锅中加水适量，烧沸，放入精盐、酱油、生姜末、黄瓜片，烧沸，撇去浮沫；放入紫菜，再烧沸，加入味精和香油即成。

【功效】化痰软坚，清热利水，补肾养心，适用于高脂血症、高血压、冠心病、水肿、甲状腺肿大、淋巴肿大等症。

【用法】佐餐食用。

### 猪肉海带木耳汤

【组成】瘦猪肉 60 克,海带、黑木耳各 15 克,味精、精盐、淀粉各适量。

【制法】将海带、木耳洗净切成丝;瘦猪肉洗净切丝,用淀粉拌好,与海带丝、木耳丝一同入锅,煮沸;加入精盐和味精,搅匀即成。

【功效】滋阴补虚,活血化瘀,软坚散结,适用于甲状腺肿瘤和消化道肿瘤患者,并可防治高血压、高脂血症。

【用法】佐餐食用。

### 百合芦笋汤

【组成】百合 50 克,罐头芦笋 250 克,黄酒、味精、精盐、素汤适量。

【制法】先将百合放入温水浸泡,发好洗净;然后往锅中加入素汤,将发好的百合放入汤锅内,加热烧几分钟;加黄酒、精盐、味精调味,倒入盛有芦笋的碗中即成。

【功效】清心润肺,除烦安神,化咳止痰,降压降脂,适用于神经衰弱(症见虚热烦扰、心肺郁热、烦闷惊悸、神志不安、夜寐不宁),以及肺痈咳嗽、干咳、高脂血症、高血压、动脉硬化等患者。

【用法】佐餐食用。

### 香菇豆腐汤

【组成】干香菇 25 克,水豆腐 400 克,鲜竹笋 60 克,豆油、香油、味精、精盐、胡椒粉、葱花、淀粉各适量。

【制法】先将香菇洗净,用温水泡发,去蒂切成丝;锅置火上,下豆油烧热,投入竹笋丝略炒盛出;将浸过香菇的水和清水适量倒入锅内煮开,投入香菇丝、笋丝、豆腐丁,煮开,加精盐、胡椒粉,用湿淀粉勾芡,起锅后淋上香油即成。

【功效】益胃健脾,补虚损,适用于高血压、高脂血症、贫血、缺钙、病后体虚等患者。

【用法】佐餐食用。

**山楂首乌汤**

【组成】山楂 15 克，何首乌 15 克。

【制法】将山楂、何首乌分别洗净，切碎，一同入锅，加水适量，浸渍 2 小时，再煎煮约 1 小时，去渣取汤即成。

【功效】滋补肝肾，和血通脉，降血脂，适用于肥胖病、高脂血症以及肝肾阴虚所致的头晕目眩、耳鸣、健忘、遗精、腰膝酸软等症。

【用法】日服 1 剂，分 2 次温服。

**猪肉枸杞汤**

【组成】瘦猪肉 250 克，枸杞子 15 克，精盐、黄酒、葱段、姜片、胡椒粉、猪肉汤各适量。

【制法】先将枸杞子去杂洗净，猪肉洗净切成丝，然后往热锅中放入肉丝煸炒至白色，烹入黄酒，加入葱、姜、精盐煸炒，加入肉汤，放入枸杞子，煮至肉丝熟烂，出锅装碗，加入胡椒粉调味即成。

【功效】滋补强壮，安神明目，降血脂，适用于高脂血症、肝肾不足、精血亏虚、头昏眼花等患者。

【用法】佐餐食用。

# 心 脏 病

**酸辣木耳豆腐羹**

【组成】黑木耳 15 克，猪腿肉 50 克，豆腐 2 块，植物油 25 克，精盐 2 克，黄酒、酱油各 10 克，清汤 400 克，蒜泥、豆瓣酱、花椒、辣油、味精、淀粉、米醋各适量。

【制法】先将黑木耳用温水浸泡 1 小时，发涨后洗净，再用冷水浸泡，备用；猪肉洗净，切碎，加入精盐、黄酒、酱油拌匀，备用；豆腐切成小方块；将植物油下锅，中火烧热后倒入肉末、蒜泥，炒香，再下木耳、豆瓣酱，翻炒 3 分钟后加清汤 400 克，倒入豆腐，然后加精盐少许，再烧 10 分钟，加淀粉芡汁、米醋、花椒粉、辣油、味精拌和成羹，小沸后即成。

【功效】调中益气，活血散瘀，祛除寒湿，可用于防治血管栓塞、心肌梗死等病症，老年人可经常食用。

【用法】佐餐食用。

### 冬瓜皮蚕豆汤

【组成】冬瓜皮 30～60 克，蚕豆 60 克。

【制法】将冬瓜皮洗净，与洗净的蚕豆一同入砂锅，加水 1200 克煎煮至 400 克，去渣即成。

【功效】健脾，除湿，消肿，适用于心脏病水肿、肾脏病水肿等症。

【用法】日服 1 剂。凡对蚕豆过敏者不宜服用。

### 玉竹瘦猪肉汤

【组成】玉竹 30 克，瘦猪肉 150 克，精盐、味精各适量。

【制法】将玉竹洗净切片，用纱布包好，与洗净切成块的瘦猪肉一同放入砂锅内，加清水适量煎煮，熟后加精盐及味精调味即成。

【功效】养阴，润肺，止咳，适用于热病伤阴之咽干咳嗽、心烦口渴、秋冬肺燥干咳、肺结核干咳、轻度心脏功能不全、冠心病、阴虚盗汗等病症。

【用法】吃肉喝汤。

### 薏苡仁海带鸡蛋汤

【组成】薏苡仁 20 克，海带 20 克，鸡蛋 2 个，食用油、食盐、味精、胡椒粉各适量。

【制法】先将海带洗净切条，与洗净的薏苡仁一同放入高压锅内，加水炖至极烂；将铁锅置于旺火上，放入食用油，将打匀的鸡蛋炒熟，立即将海带、薏苡仁连汤倒入，加盐、胡椒粉适量，再炖煮片刻，起锅时加味精即成。

【功效】强心，利尿，活血，软坚，适用于冠心病、高血压、风湿性心脏病等症。

【用法】佐餐食用。

# 冠 心 病

**鱼蓉白奶羹**

【组成】鱼肉100克，西红柿15克，豌豆25克，面包100克，肉汤250克，干香菇1.5克，植物油150~200克（实耗约25克），黄酒、味精、精盐、干淀粉各适量。

【制法】先将香菇用开水泡发，洗净，去根，切成小方丁；西红柿洗净切丁，面包切丁，面粉用水调好；取鱼肉下开水锅，微火煮熟后捞出，碾成碎泥；肉汤烧开，倒入鱼肉泥、豌豆、香菇丁、西红柿丁、味精、黄酒、精盐等，待水再开时加入湿淀粉，略搅几下，加入猪油做成鱼蓉羹；再取植物油倒入锅中，在旺火上烧开，倒入面包丁，待炸成橙黄色时取出，放在碗中，倒上鱼蓉羹即成。

【功效】补益脾胃，适用于脑血管疾病、高血压、冠心病、结核病、消化不良、术后恢复期、慢性肾炎等。

【用法】趁热食用。

**黄芪桂枝鸡蛋汤**

【组成】黄芪30克，桂枝10克，鸡蛋2个。

【制法】先将黄芪与桂枝加水100克煎煮15分钟，滤取药汁，再将鸡蛋打入药汁中，煮至鸡蛋熟透。

【功效】补气升阳，益气固表，发汗解肌，适用于冠心病气血不足者。

【用法】将鸡蛋与药汁一同服下，日服1剂，10天为一疗程。

**酸辣汤**

【组成】豆腐100克，木耳10克，冬笋20克，胡萝卜20克，精盐、味精、醋、葱花、胡椒粉、湿淀粉、香油各适量。

【制法】先将豆腐切成条，放入沸水锅中焯一下；将木耳用温水泡发，去杂质洗净，撕成小片；胡萝卜、冬笋洗净切丝；锅中加清水烧沸，投入豆腐、木耳、笋片、胡萝卜，再沸时放入精盐、味精、醋调味，用湿淀粉勾芡，盛入装有葱花、胡椒粉的汤碗中，淋上香油即成。

【功效】清热解毒，补脾养胃，宽中润燥，化痰，适用于冠心病、动脉硬化、高血压、高脂血症等患者。

【用法】佐餐食用。

### 芝麻杭菊汤

【组成】黑芝麻、枸杞子、何首乌各 25 克，杭菊花 9 克。

【制法】将黑芝麻淘洗干净，与洗净的枸杞子、何首乌、杭菊花一同放入砂锅内，加水适量，煎汤。

【功效】补肝肾，滋阴养血，强壮筋骨，抗老延年，适用于肝肾阴虚引起的头晕眼花、须发早白、视物不清、冠心病、高血压、腰膝酸软、四肢无力等。健康人服用可健身强体。

【用法】日服 1 剂。

## 卒中后遗症

### 葛粉羹

【组成】葛粉、荆芥穗各 50 克，豆豉 150 克。

【制法】先将葛粉捣碎成细末，制成面条，备用；荆芥穗和豆豉一同放入锅内，加水煮沸，去渣取汁；再将葛粉面条放入药汁中煮熟即成。

【功效】滋肝，祛风，开窍，适用于卒中后遗症、言语謇涩、手足不遂以及中老年人脑血管硬化，并可用于中风的预防。

【用法】空腹时食用。

### 独活黑豆汤

【组成】独活 10 克，黑豆 50 克，米酒适量。

【制法】先将独活、黑豆放在锅内，加入清水 1500 克，煎煮成约 400 克，再加入米酒少许，去渣即成。

【功效】祛风止痛，通络温经，适用于卒中后遗症、肢体强直、瘫痪、活动不灵、不能言语等。

【用法】每日温服 1 剂。

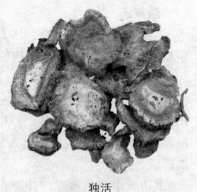

独活

### 鹌鹑杜仲汤

【组成】鹌鹑3只,杜仲30克,怀山药60克,枸杞子15克,生姜8克,红枣10克,精盐适量。

【制法】先将鹌鹑宰杀去毛及内脏,洗净,与洗净的杜仲、枸杞子、去核红枣、怀山药、生姜一同放入砂锅内,加水适量,用武火煮沸,再转用文火炖3小时,加精盐调味即成。

【功效】补益肝肾,强筋壮骨,适用于卒中后遗症、小儿麻痹后遗症或肝肾不足之腰膝乏力、筋骨痿软或先天不足之发育不良、站立无力、行走脚软。

【用法】佐餐食用。凡温热内蕴或外感发热者不宜服用。

## 动脉硬化

### 海参冰糖羹

【组成】海参20～30克,冰糖适量。

【制法】先将海参用清水泡发,洗净后放入锅中,加水适量,然后用武火烧沸,再用文火炖烂,加入冰糖,稍煮即成。

【功效】补肾,益精血,滋阴润燥,适用于肾阴虚所致的头晕、腰酸、咽干、心烦、动脉硬化、高血压等症。

【用法】日服1剂。

### 兔肉紫菜豆腐汤

【组成】兔肉60克,紫菜30克,豆腐50克,精盐、黄酒、淀粉、葱花各适量。

【制法】先将紫菜撕为小片,洗净后放入小碗中;兔肉洗净切成薄片,加盐、黄酒、淀粉共拌匀;豆腐磨碎;然后往锅中倒入清水500克,加入豆腐和少许精盐,中火烧开后倒入肉片,煮5分钟,放入葱花,立即起锅,倒入紫菜,搅匀即成。

【功效】清热利水,化痰软坚,降血脂,适用于动脉硬化、高脂血症、高血压、冠心病等症。

【用法】佐餐食用。

**银耳蛋羹**

【组成】银耳 5 克，鸡蛋 1 个，冰糖 60 克，猪油适量。

【制法】先将银耳用清水泡发，洗净去蒂，撕成小块，放入锅中，加水适量，置武火上煮沸后用文火继续煎熬 2~3 小时；冰糖放入另一锅内，加水适量，置火上溶化成汁，取蛋清，兑清水少许，搅匀后倒入锅中，待烧开后撇去浮沫；将糖汁倒入银耳锅内，起锅时加少许猪油即成。

【功效】养阴润肺，益气生津，适用于肺虚咳嗽、咯血，阴虚型高血压、动脉硬化、失眠等症。

【用法】当点心食用。

**海带海藻紫菜汤**

【组成】海带 25 克，海藻、紫菜各 20 克，精盐适量。

【制法】先将海带、海藻、紫菜分别洗净，海带切成丝，一同放入砂锅中，加水适量，煎煮取汁，加精盐调味即成。

【功效】软坚散结，适用于高血压、动脉粥样硬化等症。

【用法】日服 1 剂，凡脾胃虚寒、寒湿蕴结者不宜服用。

# 贫 血

**鳖鱼归芪汤**

【组成】鳖肉 1000 克，当归 50 克，黄芪 25 克，精盐适量。

【制法】先将鳖肉洗净切块，与洗净的当归、黄芪一同放入砂锅内，加水适量，然后用武火煮沸，再转用文火炖烂，去药渣，加精盐调味即成。

【功效】补气养血，补五脏，抗老延年，适用于贫血、产后血虚等。

【用法】佐餐食用。

**莲子桂圆汤**

【组成】莲子、桂圆肉各 30 克，红枣 20 克，冰糖适量。

【制法】将莲子用水泡发，去皮去心洗净，与洗净的桂圆肉、红枣一同放入砂锅中，加水适量，煎煮至莲子酥烂，加冰糖调味即成。

【功效】补心血，健脾胃，适用于贫血乏力、神经衰弱、心悸、怔忡、健忘、睡眠不安等。

【用法】睡前饮汤吃莲子、红枣、桂圆肉，每周服用 1~2 次，可经常服用。

### 鸡肝西红柿汤

【组成】鸡肝、西红柿各 200 克，用水泡发好的木耳 12 朵，熟猪油 30 克，鲜汤 700 克，味精 1 克，精盐 3 克，胡椒粉 0.5 克。

【制法】先将西红柿、鸡肝洗净切片，然后将净锅置旺火上，加入鲜汤烧开，下鸡肝、木耳、西红柿片、胡椒粉、精盐、味精、熟猪油，待鸡肝片余熟时起锅即成。

【功效】补血强身，适用于贫血引起的头晕眼花。

【用法】佐餐食用。

### 红枣黑木耳汤

【组成】红枣 50 克，黑木耳 15 克，冰糖适量。

【制法】先将黑木耳与红枣以温水泡发并洗净，放入小碗中，加水和冰糖适量，然后将碗置于蒸锅中蒸约 1 小时即成。

【功效】滋阴和营，补益气血，适用于阴液亏损、气血不足引起的贫血，症见面色㿠白、头晕耳鸣、心悸气短、低热口干、腰腿酸软、疲乏无力等。

【用法】1 次或分次食用，喝汤吃黑木耳和红枣。

### 羊肝菠菜鸡蛋汤

【组成】羊肝 100 克，菠菜 250 克，鸡蛋 1 个。

【制法】将羊肝洗净，切片，入砂锅，加水适量，煮熟后捣碎羊肝；菠菜洗净入锅，再打入鸡蛋，蛋熟即成。

【功效】补肝明目，补血养血，适用于缺铁性贫血、营养不良所致之贫血。

【用法】日服 1~2 次，可经常服用。

### 山药紫荆皮汤

【组成】山药 30 克，紫荆皮 9 克，红枣 20 克。

【制法】将山药、紫荆皮、红枣洗净，加水适量，一同煎汤。

【功效】健脾益血，补肾养阴，适用于低热的贫血患者。

【用法】日服1剂，分3次服用。

### 鸭肝首乌汤

【组成】鸭肝120克，何首乌、西红柿、胡萝卜各30克，用水泡发好的木耳8朵，熟鸡油15克，鲜汤500克，味精1克，精盐2克。

【制法】先将何首乌加水煎取药汁250克，西红柿、胡萝卜洗净切片，鸭肝洗净切片，然后将净锅置旺火上，加入鲜汤、药汁、胡萝卜、木耳，烧开后待胡萝卜熟，下鸭肝、西红柿片、精盐、味精、熟鸡油，待鸭肝片余熟时起锅即成。

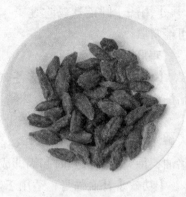

枸杞

【功效】补血强身，适用于贫血引起的头晕眼花。

【用法】佐餐食用。

### 猪肝枸杞鸡蛋汤

【组成】猪肝100克，枸杞子20克，鸡蛋1个，生姜、盐适量。

【制法】先将猪肝洗净切成片，枸杞子洗净，鸡蛋打入碗内，再将锅内水烧开，放入枸杞子、少量的生姜和盐，约10分钟后放入猪肝片，水沸后即可倒入鸡蛋，稍煮即成。

【功效】养肝，补血，明目，适用于肝虚所致之头晕、目花、夜盲症，也可用于贫血的调养和治疗。

【用法】饮汤吃蛋、猪肝和枸杞子。

### 猪肉参枣汤

【组成】瘦猪肉250克，人参5克，怀山药50克，红枣20克，精盐适量。

【制法】先将瘦猪肉洗净切块，与洗净的人参、红枣、怀山药一同放入砂锅内，加水适量，然后用武火煮沸，再转用文火炖至猪肉熟烂，加精盐调味即成。

【功效】益气健脾,滋阴养血,抗衰老,适用于气血双亏、脾胃虚弱、消化不良、再生障碍性贫血等症。
【用法】佐餐食用。

### 猪肝木耳菠菜汤

【组成】猪肝、菠菜各 50 克,黑木耳 10 克,香葱、味精、酱油、猪油、精盐各适量。
【制法】将猪肝洗净,剔除筋膜,切片;黑木耳用清水泡发,洗净,与猪肝片一同入锅,加水适量,煮熟,汤沸后再加菠菜,略煮片刻,再加猪油、香葱、味精和精盐调味即成。
【功效】养血补血,适用于贫血。
【用法】吃猪肝、黑木耳和菠菜,日服 1 剂,经常食用。

### 牛筋血藤骨脂汤

【组成】牛蹄筋 50 克,鸡血藤 30~50 克,补骨脂 10~12 克。
【制法】先将牛蹄筋洗净切片,与洗净的鸡血藤、补骨脂一同入锅,加水适量,然后用武火煮沸 25 分钟,再用文火煎熬至牛蹄筋熟烂即成。
【功效】补肝养血,补肾壮阳,适用于贫血、白细胞减少。
【用法】取汁饮用。

## 白细胞减少症

### 猪肉蘑菇汤

【组成】瘦猪肉、蘑菇各 100 克,精盐适量。
【制法】将瘦猪肉洗净切成块,蘑菇洗净切成片,一同放入砂锅内,加水适量,煮汤,加少量精盐调味即成。
【功效】滋阴润燥,健胃补脾,适用于白细胞减少、慢性肝炎等症。
【用法】佐餐食用。

### 牛蹄筋灵芝汤

【组成】牛蹄筋 100 克,灵芝、黄精、鸡血藤各 15 克,黄芪 20 克,精盐适量。

【制法】先将牛蹄筋洗净，切片，然后将灵芝、黄精、鸡血藤、黄芪洗净入布袋，与牛蹄筋一同放入砂锅中，加水适量，用武火煮沸 15 分钟，再用文火煎熬约 1 小时，加入精盐调味即成。

【功效】补精养髓，强筋健骨，适用于肝虚血亏所致的腰膝酸痛、神疲乏力、白细胞减少、四肢痿软、牙齿动摇等症。

【用法】当点心食用。

**黄芪银耳汤**

【组成】黄芪 9 克，银耳 10 克。

【制法】先将银耳用清水泡发，去杂质，洗净，撕成小块，再与黄芪一同入锅，加水适量，煎汤。

【功效】补气养血，适用于白细胞减少。

【用法】日服 1 剂，早晚各服 1 次。

**枸杞银耳汤**

【组成】枸杞子 10 克，用水泡发好的银耳 100 克，冰糖 50 克，桂花适量。

【制法】先将银耳洗净去蒂，撕成小片，与洗净的枸杞子一同放入砂锅中，加水适量，煎煮 20 分钟，加入冰糖熬化，撇去浮沫，撒入桂花即成。

【功效】滋阴润肺，生津益血，适用于虚劳早衰、白细胞减少症等。

【用法】当点心食用。

**灵芝黄芪汤**

【组成】灵芝、黄芪、黄精、鸡血藤各 15 克，精盐适量。

【制法】将灵芝、黄精、鸡血藤、黄芪洗净，放入砂锅中，加水适量，先浸渍 2 小时，再煎煮 50~60 分钟，取汤温服；药渣再加水适量，煎煮 40 分钟，取汤温服。

【功效】补气养血，适用于白细胞减少症，以及气血两虚所致的纳食减少、身倦乏力、面色少华等症。

【用法】日服 1 剂，分早晚 2 次温服。

## 紫癜

### 羊骨红枣汤

【组成】羊腿骨 500 克,红枣 100 克。

【制法】将羊腿骨洗净,放入砂锅中,加水适量,先用武火煮沸,再转用文火煎煮 1 小时,投入洗净的红枣,继续用文火炖煮 2 小时左右即成。

【功效】补肾健脾,益髓生血,适用于再生障碍性贫血、血小板减少性紫癜、精血不足、眩晕、面色无华、四肢无力等。

【用法】饮汤吃红枣,1 剂分 2~3 次服用,连服 15 天为一疗程。

### 栀子鸡蛋汤

【组成】栀子 10 克,鸡蛋 1~2 个。

【制法】将鸡蛋煮熟,剥壳去蛋白取蛋黄,与栀子共用水煎汤即成。

【功效】滋阴降火止血,适用于阴虚火旺之紫癜,症见紫斑较多、色鲜红、时发时止、常有鼻衄、牙龈出血,伴有潮热、心烦、口渴、手足心热、盗汗、舌质红、少苔、脉细数。

【用法】日服 1 剂。

## 出 血

### 鱼鳔胶羹

【组成】鱼鳔 30 克,黄酒、葱、生姜各适量。

【制法】将鱼鳔剖开,除去血管及黏膜,洗净,放入砂锅中,加水 250 克,用武火煮沸至几乎全溶,浓厚的溶液冷却后即成鱼鳔胶;用时取鱼鳔胶放入锅内,加入适量开水、黄酒、葱、姜,一边文火煎熬,一边徐徐搅动,至鱼鳔胶溶化成羹即成。

【功效】滋阴益精,养血止血,适用于吐血、鼻衄、齿衄、崩漏、创伤性出血等各种出血症。

【用法】温热食用,日服 1 次。凡食欲不振和痰湿内盛、舌苔厚腻者不宜服用。

### 藕丝羹

【组成】鲜嫩藕 500 克,鸡蛋 3 个,山楂糕、蜜枣、青梅各 100

克，白糖200克，玉米粉适量。

【制法】先将藕洗净切成细丝，入沸水锅内略烫后捞出；山楂糕、蜜枣、青梅切成细丝；鸡蛋取清放于碗内，加入半碗清水调匀，倒入盘内，放在笼中蒸5分钟，成为白色固体蛋羹，再将以上4种细丝均匀摆在蛋羹上；白糖放在炒锅内，加入适量的清水，熬成糖汁，再加入适量的湿玉米粉，勾成芡汁，浇在蛋羹上即成。

【功效】补心益脾，止血安神，适用于心脾不足、心悸怔忡、失眠多梦、饮食减少、肢体倦怠、血热失血、吐血、咯血、衄血、便血、崩漏等症。

【用法】当点心食用。

### 银耳柿饼羹

【组成】用水泡发好的银耳25克，柿饼50克，白糖、湿淀粉各适量。

【制法】先将柿饼去蒂切成丁，银耳洗净去杂质并撕成小片，一同放入砂锅内，加水适量，然后用武火煮沸，再转用文火炖至银耳熟烂，加入白糖调味，用湿淀粉勾芡即成。

【功效】润肺止血，和胃涩肠，适用于吐血、咯血、便血、痔漏等出血病症。

【用法】当点心食用。

### 猪皮止血汤

【组成】猪皮150克，黄酒、红糖各30克。

【制法】将猪皮洗净切成小块，放入砂锅中，加水适量，先用武火煮沸，再转用文火炖煮2小时左右，待猪皮软烂后加入黄酒、红糖，搅匀即成。

【功效】滋阴养血，和脉止血，适用于各种出血病症。

【用法】当点心食用。

### 花生红枣汤

【组成】花生仁、红枣各50克，红糖适量。

【制法】先将花生仁、红枣洗净，一同放入砂锅中，加水适量，然后用武火煮沸，再用文火煎熬约1小时，加

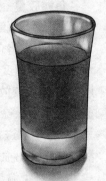

黄酒

入红糖,稍煮即成。

【功效】补脾和胃,养血止血,润肺化痰,理血通乳,适用于气血不足、各种失血病、头晕目眩、反胃、燥咳、乳汁稀少、小儿慢性肾炎早期伴血尿和低蛋白血症等。

【用法】每日早晚当点心食用。

## 尿路感染

### 莲子甘草汤

【组成】莲子(去心)50克,生甘草10克。

【制法】将莲子与甘草入锅,加水500克,小火煎煮至莲子软熟时,稍加冰糖即成。

【功效】利尿通淋,适用于泌尿系统感染、尿频尿急、小便赤浊或兼有虚烦、低热等症。

【用法】吃莲子喝汤。

### 凤尾草米泔汤

【组成】凤尾草(鲜品60克),精盐少许。

【制法】将凤尾草洗净,放锅内,加入第2次的淘米水1200克,煎至减半,加入精盐少许即成。

【功效】清热凉血,利尿通淋,适用于泌尿系统感染、尿频、尿急尿痛、血尿等症。

【用法】日服1剂。

## 尿路结石

### 车前绿豆汤

【组成】车前子30克,绿豆60克。

【制法】将车前子用布包好,与洗净的绿豆一同入锅,加水适量,煮汤至豆烂,去药袋即成。

【功效】清热解毒,利尿通淋,适用于泌尿系统感染、尿路结石等症。

【用法】饮汤食豆。

# 尿 血

### 雍菜汤
【组成】空心菜 500 克,蜂蜜 50 克。
【制法】将空心菜洗净,切碎;往锅内加水 800 克,放入空心菜,煮烂,捞去菜渣,将菜汤继续煮浓至 400 克,加入蜂蜜,候温即成。
【功效】凉血止血,适用于鼻衄、尿血、便血等。
【用法】顿服,日服 2 次。

### 鱼鳞汤
【组成】大青鱼鳞、鲤鱼鳞、鲫鱼鳞、黄酒、生姜、味精、香油、酱油各适量。
【制法】先将鱼鳞洗净,放入锅中,加水适量,煮 2～4 小时,过滤去渣,然后加入黄酒、生姜、味精适量,离火,放置一夜即成冻胶,切成小块,加香油、酱油调味食用。
【功效】滋阴清热,凉血止血,适用于尿血。
【用法】日服 2 次,每次服 350～400 克,连服数天。

### 柿饼灯心茅根汤
【组成】柿饼 2 个,灯心草 6 克,茅根 30 克,白糖适量。
【制法】将柿饼、灯心草分别洗净切碎,与茅根一同放入砂锅内,加水适量,煎汤 20 分钟,去渣取汁加白糖调味即成。
【功效】清热,利尿,止血,适用于心火亢盛之尿血。
【用法】饮汤吃柿饼,日服 1 剂,分早晚 2 次服用,连服 3～5 天。

# 遗 尿

### 巴戟天鸡肠汤
【组成】巴戟天、肉苁蓉各 12 克,鸡肠 1 具,生姜、精盐适量。
【制法】将鸡肠剪开,用盐擦洗干净,切成段;巴戟天、肉苁蓉入布袋,与鸡肠一同放入砂锅内,加生姜、盐和清水适量;用武火煮沸,再转用文火熬约 1 小时即成。
【功效】温肾固摄,适用于肾阳虚衰所致的遗尿、阳痿、早泄、遗精、夜多小便、气短喘促等症。

【用法】饮汤吃鸡肠。

## 鱼鳔补骨脂汤

【组成】鱼鳔、补骨脂各 20 克，精盐、味精适量。

【制法】先将鱼鳔、补骨脂分别洗净，滤干，一同入锅，加水适量，然后用武火煮沸，再转用文火煎熬 45 分钟左右，加精盐、味精调味即成。

【功效】补肾益精，温阳固摄，适用于肾虚不固所致的遗尿、遗精、夜多小便等症。

【用法】饮汤吃鱼鳔。

## 乌龟鱼鳔汤

【组成】乌龟肉 100～150 克，鱼鳔 15～30 克，精盐少许。

【制法】先将鱼鳔用清水泡发；乌龟杀后去肠杂，清洗干净，入锅，加水适量，煮沸 5 分钟后剥去外壳，再与鱼鳔一同入锅；用武火烧沸，再用小火炖至烂熟后加精盐少许即成。

【功效】补肾阴，益肾气，适用于肾气不足之遗尿以及老年人夜尿频多、慢性肾炎等。

【用法】饮汤吃肉和鱼鳔。

## 鸡肝菟丝子汤

【组成】雄鸡肝 2 具，菟丝子 25 克。

【制法】将鸡肝洗净，每具切成 4 块；菟丝子洗净入布袋，与鸡肝一同入砂锅，加水适量；用武火煮沸，再转用文火煮熬 30～40 分钟，去药袋即成。

【功效】补肾固精，益气壮阳，适用于肾气亏虚所致的阳痿、早泄、遗精、习惯性流产、遗尿等症。

【用法】日服 1 剂。

# 肾　炎

## 黄鱼海参羹

【组成】大黄鱼肉、泡发好的海参各 125 克，火腿末 1 克，葱 2 克，鸡蛋 1 个，肉汤 300 克，胡椒粉、熟猪油、黄酒、味精、精盐、干淀粉各适量。

【制法】先将火腿蒸熟，切成细末，葱洗净切段；再将干淀粉加 1 倍的水调成湿淀粉；大黄鱼肉、海参洗净，切成长 4 厘米、宽 0.5 厘米长的厚片；鸡蛋打破后用筷子搅匀，备用；油锅加热，放入葱花，略煸，加进黄酒、肉汤、海参片和黄鱼肉片，撒入胡椒粉，煮开后将葱段取出，加入味精和精盐，用湿淀粉勾芡，再将打好的鸡蛋慢慢地倾入；将锅内食料倒入碗中，淋上熟猪油，撒上火腿末即成。

【功效】开胃，益气，补肾，填精，适用于老年体弱、肾虚、腰膝酸软、干眼病、夜盲症、肝炎、胃肠病、伤寒、消化不良、冠心病、高血压、肾炎、脑血管疾病等。

【用法】佐餐食用。

### 野鸭大蒜汤

【组成】野鸭 1 只，大蒜 50 克。

【制法】先将野鸭去毛及肠杂，洗净，将大蒜放入鸭腹内缝合，入锅，加水适量，然后用武火煮沸，再转用文火慢炖至鸭肉熟烂，再加调料适量即成。

【功效】补脾，利水，消肿，适用于脾虚气弱所致的慢性肾炎水肿、纳差腹胀、身倦乏力等症。

【用法】饮汤吃野鸭肉。

### 花生蚕豆汤

【组成】花生仁 125 克，生蚕豆 250 克，红糖适量。

【制法】先将蚕豆去壳，与花生仁一同洗净入砂锅，加水适量，然后用文火炖煮至蚕豆皮破裂，水呈棕色混浊时停火，加入红糖稍煮即成。

【功效】补脾益气，利尿消肿，适用于慢性肾炎、肢体浮肿、小便量少、面色苍白等症。

【用法】当点心食用，凡对蚕豆过敏者不宜服用。

### 葫芦双皮汤

【组成】葫芦壳 50 克，冬瓜皮、西瓜皮各 30 克，红枣 10 克。

【制法】将以上 4 味洗净，一同放入锅中，加清水 400 克，煎至

150 克，去渣即成。

【功效】健脾利湿，消肿，适用于慢性肾炎。

【用法】每日 1 剂，至浮肿消退为度。

### 鲤鱼汤

【组成】鲤鱼 100 克，葱、生姜、香菜、黄酒、荜茇、味精、醋各适量。

【制法】先将鲤鱼去鳃及内脏，洗净后切成 3 厘米见方的块；葱、姜洗净拍破；将鲤鱼、葱、姜、荜茇放入锅内，加清水适量，用武火烧沸，再转用文火炖约 40 分钟，然后加入香菜、黄酒、味精、醋即成。

【功效】利尿消肿，下气平喘，通乳，适用于各种原因引起的水肿胀满、脚气、黄疸、咳嗽气逆喘、产妇乳汁分泌不足、妊娠水肿、慢性肾小球肾炎伴有水肿等症。

【用法】佐餐食用。

### 玉米须黄芪汤

【组成】玉米须、糯稻根各 30 克，黄芪 25 克，炒糯米 20 克。

【制法】将玉米须、糯稻根、黄芪分别洗净，与炒糯米一同入锅，加水适量，煎煮，去渣取汁即成。

【功效】补气，利尿，适用于肾炎蛋白尿。

【用法】日服 1 剂，连服 3～5 个月。

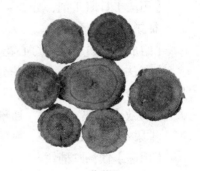

黄芪

### 丝瓜向日葵鸡蛋汤

【组成】老丝瓜 1 根，向日葵盘 1 个，鸡蛋 1 个。

【制法】以上前 2 味加入清水 1000 克，用文火煎成 400 克，打入鸡蛋煮成汤。

【功效】利水消肿，适用于慢性肾炎水肿。

【用法】吃蛋饮汤。

## 膀 胱 炎

**猪肉地胆头汤**

【组成】猪瘦肉 150～200 克,地胆头 30 克(或鲜品 90 克),精盐适量。

【制法】将猪瘦肉洗净切成块,与洗净的地胆头一同入锅,加水 1600 克煎煮至 800 克,去药渣,加精盐调味即成。

【功效】清热,解毒,利尿,适用于膀胱炎、尿道炎等症。

【用法】饮汤吃肉,日服 1 剂,分 2～3 次服完。

**葱白灯心丝瓜汤**

【组成】葱白 3 根,鲜灯心草 50 克,鲜丝瓜 150 克。

【制法】将丝瓜洗净去皮切成小块,与葱白、灯心草一同放入锅中,加清水适量,煎汤,去渣取汁即成。

【功效】清热解毒,利尿消肿,适用于膀胱炎,尿道炎,急、慢性肾炎水肿等症。

【用法】日服 1 剂,分 2～3 次服完。

**柿饼灯心花汤**

【组成】柿饼 2 个,灯心花 6 克,白糖适量。

【制法】将柿饼、灯心花分别洗净,一同放入砂锅内,加水适量,煎汤,加白糖调味即成。

【功效】清热,利尿,通淋,适用于尿道炎、膀胱炎、小便短黄、排尿不畅、尿道刺痛、血尿等症。

【用法】饮汤吃柿饼。

## 小便失禁

**覆盆白果汤**

【组成】白果 5 枚,覆盆子 10 克,猪膀胱 100～150 克,精盐适量。

【制法】先将白果炒熟后去壳,然后用盐将猪膀胱内外壁洗净,切成块,与白果、覆盆子一同放入大砂锅中,加水浸没,用旺火烧开后改用小火煮约 2 小时,至猪膀胱熟烂即成。

【功效】补肾缩尿,适用于小便失禁、老年人多尿症等。

【用法】饮汤吃肉,日服 2 ~ 3 次。

## 小便不利

### 羊肉苋菜羹

【组成】羊肉、苋菜、面粉各 500 克,羊肚、羊肺各 1 个,草果 5 个,良姜 6 克,蘑菇 250 克,胡椒 15 克,葱、精盐、醋各适量。

【制法】先将羊肉洗净,与草果、良姜一同熬成汤,再将另炖熟的羊肚、羊肺、蘑菇切细放入汤中,加胡椒粉及苋菜、葱、盐、醋;另将面粉做成面条煮熟,蘸此羹食用。

【功效】益气利尿,适用于产后尿闭或者足肿,以及水湿阻遏、三焦气化失调而引起的小腹胀满、小便不利等症。

【用法】不拘时食用。

### 青鸭羹

【组成】青头鸭 1 只,草果 5 个,赤小豆 50 克,葱白、精盐各适量。

【制法】将青头鸭去毛及肠杂,洗净后往鸭腹内放入赤小豆、草果,缝合煮熟,再加葱白、精盐,稍煮即成。

【功效】健脾开胃,利水消肿,适用于妊娠水肿、水湿内蓄、久而蕴热引起的水肿、小便不利等症。

【用法】空腹饮汤吃鸭肉。

### 鲤鱼黑豆汤

【组成】鲤鱼 1 条,黑豆 50 克。

【制法】先将鲤鱼去鳞、鳃及内脏,洗净后将黑豆放入肚中缝合,加水适量,用武火煮沸,再转用文火炖熬至鱼烂豆熟,使成浓汁即成。

【功效】利尿消肿,适用于妊娠水肿,以及阳气不充、水液潴留引起的头面、四肢及脘腹肿胀、小便不利、畏寒喜暖等症。

【用法】不拘时食用。

### 车前子发菜汤

【组成】车前子、发菜各 10 克，冰糖适量。

【制法】将车前子用纱布包好，与发菜同置锅内，加水适量，煎煮 30 分钟，出锅前捞去纱布包，加冰糖适量即成。

【功效】利尿消肿，适用于小便不利、浮肿等症。

【用法】吃发菜喝汤。

### 羊肉瓠子汤

【组成】羊肉 500 克，草果 5 个，瓠子 6 个，面粉 10 克，生姜、葱、盐、醋各适量。

【制法】先将羊肉洗净，煮熟；草果熬成汤滤净，瓠子去瓤、皮并切片；熟羊肉切片，与瓠子片合拌；再将面粉加工成面条，用肉汤煮熟后放入姜、葱、盐、醋，与瓠子熟羊肉合调食之。

【功效】消渴利尿，适用于妊娠水肿以及因水饮停蓄、津液不能上润而引起的口渴、小便不利等症。

【用法】不拘时食用。

## 肾 囊 肿

### 辣椒头猪瘦肉汤

【组成】辣椒头 60 克，猪瘦肉 100 克。

【制法】先将辣椒头洗净切片，用纱布袋包好；再将猪瘦肉洗净切成小块，与辣椒头同放锅内，加水煨汤，熟后取出辣椒头即成。

【功效】温中散寒，适用于肾囊肿胀。

【用法】饮汤吃肉。

## 乳 糜 尿

### 玉米须荠菜汤

【组成】玉米须、鲜荠菜各 50 克。

【制法】将玉米须和鲜荠菜分别洗净，一同放入锅中，加水适量，煮汤，去渣取汁即成。

【功效】清热利尿，适用于乳糜尿。
【用法】饮汤，日服 1～2 剂。

# 早　泄

**鲤鱼子苁蓉汤**

【组成】鲤鱼子 500 克，肉苁蓉、巴戟天各 30 克，怀山药 60 克，生姜 8 克，精盐适量。

【制法】将鲤鱼剖开取鱼卵洗净，与洗净的肉苁蓉、巴戟天、怀山药、生姜一同放入砂锅内，加水适量，先用武火煮沸，再转用文火炖 2 小时，加精盐调味即成。

【功效】补肾益精，适用于肾阳不足所致的早泄、阳痿、精冷稀少，或腰膝酸软、神疲乏力、大便秘结、小便频数。

【用法】佐餐食用，凡阴亏火旺者不宜服用。

**泥鳅虾汤**

【组成】泥鳅 250 克，虾 50 克，生姜、精盐各适量。

【制法】泥鳅去头和肠杂，洗净；虾去须、足、尾，洗净；两者一同放入锅内，加清水至高出鱼身，酌加少量生姜和精盐；先用武火煮沸，再转用文火慢炖至熟。

【功效】温补肾阳，补虚壮阳，适用于肾气虚弱所致的早泄、阳痿、腰膝酸软等症。

【用法】当点心食用，饮汤吃泥鳅和虾肉。

**双鞭壮阳汤**

【组成】牛鞭、羊肉各 100 克，狗肾、菟丝子、枸杞子各 10 克，肉苁蓉 6 克，鸡肉 50 克，黄酒、花椒、老姜、味精、猪油、精盐各适量。

【制法】先将牛鞭用水泡发后去净表皮，顺尿道对剖成两块，用清水洗净并水漂 30 分钟，再涮洗干净；狗肾用油炒，以温水浸泡 30 分钟，涮洗干净；羊肉洗净后再放入沸水锅内，氽去血水，捞出放入凉水内漂洗干净；菟丝子、肉苁蓉、枸杞子装入纱布袋内；牛鞭、狗肾、羊肉与清水适量一同入锅，武火烧沸后撇去浮沫，放花椒、生姜、黄酒、鸡肉、纱布袋,再烧沸,转用文火煨炖,至六成熟时用洁净纱布滤去汤中花椒、姜,继续用文火煨至双鞭酥烂;取出牛鞭、狗肾、羊肉、鸡肉,切成条、段、块,纱布袋取出不用,肉、汤盛入碗中,加味精、盐和猪油,搅匀即成。

【功效】温肾壮阳,益精补髓,适用于虚损劳伤、肾气虚衰、早泄、遗精、阳痿、宫冷不孕、血气亏虚、月经衰少、白带清稀等症。

【用法】佐餐食用。

### 乌龟狗肉汤

【组成】乌龟肉、狗肉各250克,精盐、生姜、葱、黄酒、胡椒粉、味精各适量。

【制法】将乌龟杀后去肠杂,洗净切块;狗肉洗净切块,与龟肉一同入锅,酌加生姜、葱、黄酒、精盐和清水适量;先用武火煮沸,再转用文火煨炖2小时,至肉熟烂,加味精、胡椒粉调味即成。

【功效】滋肾固精,益气温阳,适用于小儿遗尿、阳痿、早泄、夜多小便等症。

【用法】当点心食用。

### 复元汤

【组成】怀山药50克,肉苁蓉20克,菟丝子10克,葱白3根,核桃2个,粳米100克,精羊肉500克,羊脊骨1具,黄酒、葱、生姜、花椒、胡椒粉、八角、精盐各适量。

【制法】先将羊脊骨剁成数节,用清水洗净;羊肉洗净后放入沸水锅内氽透,捞出洗净血沫,切成条块;葱、姜洗净拍破;菟丝子、肉苁蓉、怀山药装入布袋内;羊肉、羊脊骨放入砂锅内,加清水,用武火烧沸后撇去浮沫,放入花椒、八角、黄酒、葱、姜,再转用文火煨至肉酥烂,最后加入胡椒粉、盐,搅匀即成。

【功效】温肾补阳,适用于肾阳不足、肾精亏损之耳鸣眼花、早泄、阳痿、腰膝无力等症。

【用法】佐餐食用。

### 猪肉巴戟海马汤

【组成】猪瘦肉 500 克,巴戟天 60 克,海马 20 克,精盐适量。

【制法】将猪瘦肉洗净切成块,与洗净的巴戟天、海马一同放入砂锅内,加水适量,先用武火煮沸,再转用文火炖 3 小时,加精盐调味即成。

【功效】补肾壮阳,适用于肾虚阳痿、早泄、遗精、性欲减退、腰膝酸软等。

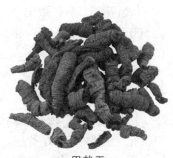

巴戟天

【用法】佐餐食用。凡孕妇和阴虚火旺者不宜服用。

## 遗 精

### 甲鱼二子汤

【组成】甲鱼 1 只,女贞子 15~20 克,枸杞子 30 克,精盐适量。

【制法】将甲鱼杀后去肠杂,清洗干净,入锅,加水适量,煮沸 5 分钟后剥去外壳,与洗净的枸杞子、女贞子一同入锅,小火炖至甲鱼肉烂后加精盐少许即成。

【功效】滋补肝肾,填精益髓,适用于肝肾阴虚所致的腰痛、遗精、头晕、目花等症。

【用法】佐餐食用,饮汤吃肉,分 2~3 次吃完。

### 莲实雪耳汤

【组成】去心莲子 25 克,芡实、怀山药各 15 克,银耳 10 克,鸡蛋 1 个,白糖适量。

【制法】将莲子、银耳用清水泡发洗净,与洗净的芡实、怀山药一并放入砂锅内,加水适量,先用武火煮沸,再转用文火慢炖约 1 小时,至莲子、银耳熟烂,汤将成时将鸡蛋打匀并倒入锅内,酌加白糖调味,稍沸即成。

【功效】益气滋阴,固肾止遗,适用于肾气虚弱所致的遗精、妇女白带增多、尿频等症。

【用法】饮汤,日服 1 次。

### 牛鞭壮阳汤

【组成】黄牛鞭1000克，枸杞子5克，肉苁蓉50克，肥母鸡500克，花椒6克，猪油30克，黄酒20克，味精2克，精盐10克。

【制法】先将牛鞭用热水泡发后，顺尿道对剖成两半，刮洗干净，用冷水漂洗30分钟，备用；枸杞子拣去杂质；肉苁蓉先洗刷干净，用适量的酒浸透、泡软，上笼蒸约2小时，漂洗干净，切片后与枸杞子用纱布包好备用；砂锅内放清水，牛鞭用武火烧沸后去浮沫，再放姜、花椒、黄酒、母鸡肉，烧沸后转用文火炖，每隔1小时翻动1次，炖至六成熟时用干净纱布滤去汤中的生姜和花椒；将汤再倒入锅内用武火烧沸，将纱布药袋放入锅内，转用文火炖至八成熟；取出牛鞭切成10厘米长的指条形，再放回锅内，直至炖烂为止；药包取出不用，鸡肉取出另用，往汤中加味精、精盐、猪油，调匀即成。

【功效】滋补肝肾，壮阳益精，养阴润燥，适用于肝肾阴亏所致的头目昏眩、腰膝酸痛、耳鸣脑响，以及肾阳不振之遗精、津液亏损所致之大便干结等症。

【用法】佐餐食用。

### 猪肾核桃山萸肉汤

【组成】猪肾1对，核桃仁、山萸肉各10克，精盐、葱各适量。

【制法】将猪肾洗净去臊腺脂膜，切碎放入砂锅内；山萸肉用纱布包好，与核桃仁、葱一同入锅；加清水适量，用武火烧沸后转用文火炖至猪肾熟透，加入精盐，煮熟即成。

【功效】补肾固精，适用于肾虚所致的腰酸痛、遗精等症。

【用法】饮汤食肉。

### 补髓汤

【组成】猪骨髓200克，甲鱼1只，葱、生姜、胡椒粉、味精、精盐各适量。

【制法】甲鱼肉、葱、生姜一同入锅，武火煮沸，转用文火将甲鱼煮至将熟；加入猪骨髓一同煮熟，再加入胡椒粉、味精、精盐即成。

【功效】滋阴补肾，填精益髓，适用于中老年人肾阴虚、头昏目眩、腰膝疼痛、多梦遗精等症。

【用法】佐餐食用。

### 牛肾山药枸杞汤

【组成】牛肾2对，怀山药60克，枸杞子15克，芡实30克，生姜6克，精盐适量。

【制法】先将牛肾从中间剖开，剔去筋膜臊腺，用清水反复冲洗，再下沸水锅中氽一下，然后与洗净的怀山药、枸杞子、芡实、生姜一同放入砂锅内，加水适量，用武火煮沸，再转用文火炖2小时，加精盐调味即成。

【功效】壮腰健肾，涩精止遗，适用于遗精、早泄、腰膝酸软、精神不振，或妇女带下、清稀量多、神疲乏力等。

【用法】佐餐食用，凡外感发热、湿热腰痛者不宜服用。

### 鱼鳔五子汤

【组成】鱼鳔、女贞子、枸杞子各15克，沙苑子10克，菟丝子12克，五味子9克。

【制法】将以上6味分别洗净，一同入锅，加水适量，先用武火煮沸，再用文火煎熬约1小时，去渣取汁即成。

【功效】滋肾益肝，填精益气，适用于肝肾亏虚、腰痛膝软、遗精、早泄、盗汗、头晕、耳鸣、健忘等症。

【用法】日服1剂，分2次温热食用。凡食欲不振和痰湿内盛、舌苔厚腻者不宜服用。

### 芡实汤

【组成】芡实30克，白糖、糖桂花各适量。

【制法】将洗净的芡实放入砂锅内，加水适量，用武火煮沸，再转用文火慢炖约30分钟左右，煮至芡实肉由白色变透明时即可离火，酌加白糖和糖桂花调味即成。

【功效】益肾固精，祛湿止带，延年益寿，适用于肾虚不固所致的遗精、早泄、小便频数，以及脾肾虚弱所致的妇女白带增多、色白清稀等症。

【用法】当点心食用，日服1次。

### 羊肾杜仲五味汤

【组成】羊肾1对，杜仲15克，五味子6克，精盐、葱各适量。

【制法】先将羊肾洗净去臊腺脂膜，切碎放入砂锅内，再将杜仲、五味子用纱布包好，一同入锅；加入清水适量，用武火烧沸后转用文火炖至羊肾熟透，再加入精盐、葱，煮熟即成。

【功效】补肝肾，强筋骨，温阳固精，适用于肝肾虚寒引起的腰膝酸痛、筋骨无力、胎动不安、阳痿、遗精、高血压等。

【用法】空腹食用。

## 阳　痿

### 鹿肉苁蓉羹

【组成】鹿肉150～200克，肉苁蓉30克，生姜3克，葱、精盐各适量。

【制法】先将鹿肉除去筋膜，洗净，入沸水泡一会儿，捞出切成小块，与肉苁蓉一同放入锅内，加水适量，再放入葱、生姜、精盐，置火上烧沸，撇去浮沫，改用文火煨炖2～3小时，至鹿肉熟烂即成。

【功效】补肾温阳，适用于肾阳虚所致的阳痿腰痛、畏寒等病症。

【用法】佐餐食用，饮汤吃肉。

### 羊肉苁蓉羹

【组成】羊瘦肉100～150克，肉苁蓉15～30克，生姜6克，葱白10克，淀粉30克，精盐适量。

【制法】先将肉苁蓉用温水浸泡，然后洗净，切碎，入锅，加水适量，煮烂后取浓汁，去渣；羊肉洗净切成丁状，放入肉苁蓉汁内，再加水适量，煮至羊肉烂熟，加入姜末和葱末、精盐，用淀粉勾芡，再稍煮即成。

【功效】温补气血，益精荣颜，抗衰老，适用于元阳不足、肾气亏乏所致的体质羸弱、面色不华、阳痿、腰痛、畏寒等症。

【用法】每日早晚各服1次，空腹随意食用，可连服7～10天。

## 羊肝羹

【组成】羊肾、羊肺、羊肚、羊肝各1个,猪油、豆豉、荜茇、胡椒各30克,草果2个,陈皮、良姜各6克,葱10克,精盐、味精、黄酒各适量。

【制法】先将羊肾、羊肺、羊肝洗净沥水,切成2厘米见方的小块;然后将豆豉、胡椒、草果、陈皮、良姜、荜茇等装入布袋,与羊肾、羊肺、羊肝一同放入羊肚内,用线缝合,放入锅中加清水适量和猪油、葱、盐;用武火烧沸,再转用文火炖熬至羊肚熟透,捞出,去线和布袋,将羊肚切成块;将羊肚等放入汤中烧沸,加黄酒和味精调味即成。

【功效】补肾填髓,适用于产后足跟痛、畏风寒,以及肾虚腰痛、肾阳不足、阳痿等。

【用法】佐餐食用。凡湿热内蕴之症不宜服用。

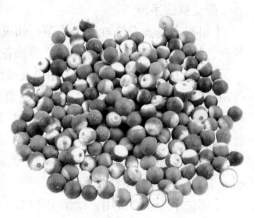

芡实

## 人参鹿肉汤

【组成】人参、黄芪、芡实、枸杞子各5克,白术、茯苓、熟地、肉苁蓉、肉桂、白芍、益智仁、仙茅、泽泻、枣仁、怀山药、远志、当归、菟丝子、怀牛膝、淫羊藿、生姜各3克,鹿肉250克,葱、胡椒粉、精盐各适量。

【制法】先将鹿肉除去筋膜,洗净,入沸水泡一会儿,捞出切成小块,骨头拍破;前20味中药入布袋;再将鹿肉、鹿骨、药袋一起放入锅内,加水适量,再放入葱、生姜、胡椒粉、精盐,置火上烧沸,撇去浮沫,改用文火煨炖2~3小时,至鹿肉熟烂即成。

【功效】填精补肾,大补元阳,适用于体虚羸瘦、面色萎黄、四肢厥冷、腰膝酸痛、阳痿、早泄等症。

【用法】佐餐食用,每日2次。

### 米酒虾米汤

【组成】虾米100克,米酒25~30克。

【制法】先将虾米洗净,入锅,加清水适量,煮汤至沸,再加入米酒,稍煮即成。

【功效】补肾,壮阳,通乳,适用于阳痿、肾虚、腰膝冷痛或酸软、妇女产后乳汁分泌过少。

【用法】日服1次,连服3~4天。

### 旁皮鱼仙茅汤

【组成】旁皮鱼200克,仙茅、仙灵脾各15克,山茱萸20克,黄酒、葱、生姜、精盐、胡椒粉、香油各适量。

【制法】将仙茅、仙灵脾、山茱萸浸泡30分钟左右,收取其汁,备用;旁皮鱼去鳞、鳃及内脏,洗净放入锅;加入黄酒、葱、姜、药汁和清水适量,用武火煮沸,再转用文火慢炖至鱼肉熟烂,加精盐、胡椒粉、香油调味,稍煮即成。

【功效】温补下元,适用于肾阳亏虚所致的阳痿早泄、腰膝冷痛、头目昏花、精神萎靡等症。

【用法】当点心食用,饮汤吃鱼肉。

### 海参羊肉汤

【组成】海参50克,羊肉100克,黄酒、味精、葱末、姜末、精盐各适量。

【制法】将海参水发洗净,羊肉洗净切成块,一同入锅,加清水适量和精盐、葱、黄酒,先用武火烧沸,再用文火慢炖至羊肉熟烂,加味精调味即成。

【功效】补肾阳,强肾气,适用于肾虚所致的阳痿、小便频数等。

【用法】佐餐食用。

### 牛睾丸鸡蛋汤

【组成】牛睾丸2个,鸡蛋2克,白糖、精盐、豉油、胡椒粉各适量。

【制法】先将牛睾丸捣烂,鸡蛋去壳,再将以上6味共拌均匀;锅内放少许食油,烧热,将以上泥馅煎熟,再加入适量清水煮沸即可。

【功效】补肾壮阳,适用于冬季肾阳不足、畏寒怕冷、腰酸背痛、阳痿梦遗、小便频数等症。

【用法】佐餐食用。

### 虾仁雀蛋汤

【组成】虾仁20克,麻雀蛋5个。

【制法】先将虾仁洗净,待锅内水烧开后下虾仁,过10分钟后将火调小,打入雀蛋,等雀蛋的蛋白凝固成形后,再用稍大一点的火煮至蛋黄熟,加盐和味精调味即成。

【功效】温补肾阳,滋阴补血,适用于阳痿、精子减少症、遗精等。

【用法】日服1次,7天为一疗程。

### 羊肉雀蛋汤

【组成】羊肉250克,麻雀蛋4个,精盐、味精、葱、生姜、胡椒各适量。

【制法】将羊肉洗净,与雀蛋、精盐、味精、葱、生姜、胡椒一并放入锅内,加水适量,先用武火煮沸,再转用文火慢炖至羊肉熟烂即成。

【功效】补肾阳,益精血,调冲任,适用于脾肾阳虚之阳痿、腰膝冷痛、肾虚胃寒、饮食不振等症。

【用法】日服1次,凡阳虚火旺及内热盛者不宜服用。

### 枸杞羊肾汤

【组成】枸杞鲜叶250克,羊肾1对,葱白15根,生姜3片,食醋适量。

【制法】先将羊肾洗净,剖开,去脂膜,切片,再与其他4味一同煮汤食用。

【功效】补肾气,益精髓,适用于腰酸、阳痿。

【用法】经常食用。

### 羊肉麻雀汤

【组成】羊肉750克,麻雀8只,熟附子15克,生姜6克,精盐适量。

【制法】先将羊肉洗净,切块,入沸水锅氽一下;麻雀去毛、内脏和脚爪,洗净,与羊肉和洗净的熟附子、生姜一同放入砂锅内,加水适量;用武火煮沸,再转用文火炖3小时,加精盐调味即成。

【功效】温肾壮阳,适用于肾虚阳痿,症见腰酸肢冷、阳痿早泄、举而不坚、性欲冷淡、形体虚羸等。

【用法】佐餐食用,凡肾阴亏损或湿热下注者不宜服用。

### 虾仁虫草汤

【组成】虾仁30克,冬虫夏草10克,生姜、精盐、味精各适量。

【制法】净虾仁和冬虫夏草略洗,一同放入砂锅中,加生姜、精盐和清水适量,先用武火煮沸,再转用文火煎煮30分钟,加味精调味即成。

【功效】补肾壮阳,填精益髓,适用于肾虚所致的阳痿、性欲减退等。

【用法】饮汤吃虾和冬虫夏草。

### 羊肉虾米汤

【组成】羊肉250克,虾米25克,生姜、葱、精盐、胡椒粉各适量。

【制法】先将羊肉洗净入锅,加清水煮沸,捞出切成薄片,然后再与洗净的虾米一同放入砂锅中,酌加生姜、葱、精盐、胡椒粉,用武火煮沸后转用文火慢炖至肉熟烂即成。

【功效】温肾补阳,补虚强身,适用于肾阳虚衰所致的阳痿、早泄、头晕目眩、精神疲惫、腰膝酸软等症。

【用法】佐餐食用,凡火热亢盛或湿热内蕴者不宜服用。

## 不 育 症

### 猪肾羹

【组成】猪肾1对,骨碎补10克,精盐适量。

【制法】将猪肾洗净,剔去筋膜臊腺,切块并割成细花,与骨碎补一同入锅,加水适量,煎煮约1小时,稍加精盐调味即成。

【功效】益肾壮阳,适用于精子异常引起的不育症。

【用法】分顿食用,连吃数日。

### 羊肾巴戟锁阳汤

【组成】羊肾3对，巴戟天、锁阳各30克，淫羊藿15克，生姜6克，精盐、黄酒各适量。

【制法】将羊肾切开洗净，剔去筋膜臊腺；巴戟天、锁阳、淫羊藿、生姜洗净，与羊肾一同放入砂锅内，加水适量；先用武火煮沸，再转用文火炖2小时，加精盐和黄酒调味即成。

【功效】温补肾阳，益精壮阳，适用于肾阳不足所致的腰酸腿软、阳事不兴、举而不坚、精神萎靡，或精液稀少、活力不足、不育不孕等。

【用法】佐餐食用，凡阴亏火旺者不宜服用。

### 壮阳狗肉汤

【组成】狗肉250克，菟丝子5克，附子3克，精盐、味精、黄酒、葱、生姜、清汤各适量。

【制法】先将整块狗肉洗净，放入沸水锅内氽透，捞出后放入凉水洗净血沫，再切成3厘米见方的块；葱、姜洗净切碎；菟丝子、附子装入布袋内；锅烧热，将狗肉、葱、姜下锅煸炒，烹黄酒适量，然后将狗肉倒入砂锅内，加入药袋、盐、清汤，用武火烧沸，再转用文火煨，至狗肉熟烂，去药袋即成。

【功效】温肾壮阳，益精填髓，适用于肾阳亏虚、遗精阳痿、腰膝冷痛、精神不振、男子不育、女子宫冷不孕及阴冷等症。

【用法】佐餐食用。

### 狗脊狗肉汤

【组成】狗脊、金樱子、枸杞子各15克，瘦狗肉200克。

【制法】先将整块狗肉洗净，放入沸水锅内氽透，捞出后用凉水洗净血沫，再切成3厘米见方的块，与狗脊、金樱子、枸杞子一同放入砂锅，加水适量，用武火烧沸，再转用文火煨，至狗肉熟烂即成。

【功效】补肾壮阳，适用于男性不育症。

【用法】食肉饮汤，经常食用。

### 羊肾巴戟天汤

【组成】羊肾 1 对,巴戟天 8 克,肉苁蓉 12 克,枸杞子、熟地黄各 10 克。

【制法】将羊肾去臊腺筋膜,洗净切丁,与肉苁蓉、枸杞子、巴戟天、熟地黄一同入锅,加水适量,同炖 1 小时即成。

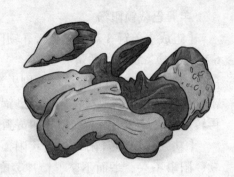
肉苁蓉

【功效】补肾壮阳,适用于男性不育症。

【用法】食肉饮汤,日服 1 次。

### 增精汤

【组成】猪骨髓 200 克,牛鞭 100 克,枸杞子 15 克,鹿角胶 30 克,鱼鳔胶 30 克,黑豆 20 克,味精、精盐各适量。

【制法】先将牛鞭发涨,去净表皮后切段,猪骨髓剁成段,黑豆用温水泡开;以上 3 味一同入锅,加水适量,用大火炖煮,小火煨烂;再将枸杞子、鹿角胶、鱼鳔胶、精盐放入,煮 10 分钟后,起锅放味精即成。

【功效】补肾填精,适用于精子总数少引起的不育症。

【用法】饮汤食肉吃黑豆。

### 健精汤

【组成】麻雀脑 5 个,母鸡 1 只,人参、水发香菇各 25 克,黄芪、山药各 20 克,精盐、黄酒、葱、生姜、味精各适量。

【制法】将母鸡宰杀洗净,麻雀脑去毛,同放锅内水煮,待七成熟时加入黄芪、山药、香菇、葱、姜、盐、黄酒、味精,用文火煨烂为止;人参开水泡开,上笼蒸约 30 分钟即成。

【功效】益精补肾,适用于精子活力差所引起的不育症。

【用法】食肉饮汤,口嚼人参。

### 生精汤

【组成】狗鞭 20 克,羊肉 100 克,巴戟天、菟丝子各 15 克,肉苁蓉、肉桂各 10 克,花椒、生姜、黄酒、味精、猪油、精盐各适量。

【制法】先将狗鞭用清水涨发,洗净,用油炒酥,再用温水浸泡

30分钟，捞出后与洗净的羊肉一同放入沸水锅中共煮；然后相继放入花椒、生姜、黄酒、肉桂，等锅内水开后改用小火煨至狗鞭、羊肉七成熟；将肉苁蓉、菟丝子、巴戟天入布袋，放入锅内，继续炖，待狗鞭、羊肉酥烂后捞出，加味精、盐、猪油调味即成。

【功效】补肾壮阳，适用于精子成活率低引起的不育症。

【用法】食肉饮汤。

### 液化汤

【组成】甲鱼1只，知母、黄檗、天冬、女贞子各10克，银耳25克，生姜、葱、味精各适量。

【制法】将甲鱼去鳖甲、内脏、头、爪，放入锅内，加水、生姜片、葱段，用武火煮沸，再改用文火，煨至肉将熟时加入发好的银耳和装有知母、黄檗、天冬、女贞子的药袋，待鳖肉酥烂时出锅，加入味精即成。

【功效】滋阴清热，泻火，适用于精液不液化引起的不育症。

【用法】吃鳖肉饮汤。

## 前列腺炎

### 葵菜羹

【组成】空心菜、淀粉、精盐、味精各适量。

【制法】先将空心菜洗净入锅，加水适量，煮沸后加入淀粉适量作羹，另加精盐、味精调味即成。

【功效】消炎解毒，清热利尿，适用于慢性前列腺炎。

【用法】日服2次，空腹食用。

### 白兰花猪瘦肉汤

【组成】鲜白兰花30克（或干品10克），猪瘦肉200克，精盐少许。

【制法】将猪瘦肉洗净切块，入锅，加清水适量煨汤，水稍滚时加入白兰花，继续煮片刻至肉熟，加精盐少许调味即成。

【功效】滋阴、润燥、行气、化浊、止咳，适用于前列腺炎、妇女白带过多、支气管炎、咳嗽等症。

【用法】饮汤食肉。

## 前列腺肥大

### 银耳鸡汤

【组成】银耳 12 克，鸡清汤 1500 克，精盐、味精、胡椒、黄酒各适量。

【制法】先将银耳泡发洗净，入锅，加水用文火烧 30 分钟；再将鸡汤倒入无油腻的锅内，加精盐、黄酒、胡椒烧开，兑入银耳汤中，加味精调味，炖沸即成。

【功效】补虚益气，缩尿，适用于前列腺肥大、虚损体弱、失眠多梦、健忘心悸等症。

【用法】每日早晚服用 2 次，可经常食用。

### 狗肉补阳汤

【组成】狗肉 500 克，红辣椒、生姜、橘皮、花椒、精盐各适量。

【制法】将狗肉洗净切块，放入锅内，加水适量和精盐、生姜、花椒、橘皮、红辣椒，先用武火烧开，再转用文火炖熟即成。

【功效】温肾补阳，适用于肾阳虚型前列腺肥大。

【用法】每日 1 次，连服 7 天为一疗程。

## 头　痛

### 清脑羹

【组成】银耳、蜜炙杜仲各 10 克，冰糖 50 克，熟猪油适量。

【制法】先将银耳用温水浸泡 30 分钟，然后去杂质洗净，撕成片状；冰糖置锅中，加少许水用文火熬至糖呈微黄色，去渣留汁待用；杜仲置锅中，加清水烧 20 分钟，取药汁约 300 克，反复 3 次，共取药汁 1000 克；将药汁与银耳和清水适量一同用武火烧沸，再转用小火烧熬 3～4 小时，待银耳烂时加入冰糖液，起锅前加入少许熟猪油即成。

【功效】滋补肝肾，清脑宁神，壮腰膝，适用于肝肾阴虚引起的头晕头痛、耳鸣失眠、腰酸膝软、神疲乏力等症。

【用法】佐餐食用。

**猪脑天麻汤**

【组成】猪脑、鲜汤各100克,天麻、枸杞子各9克,黄酒8克,生姜片、葱结各5克,精盐3克,味精1克,胡椒粉0.2克。

【制法】先将天麻洗净切成极薄片,烘干研末;枸杞子用温水洗一下,猪脑去净血筋洗净,与天麻末同放碗中,加入葱、姜、精盐、味精、胡椒粉、黄酒、鲜汤,入蒸笼蒸熟透后取出,去葱、姜即成。

【功效】补脑祛风,止晕止痛,适用于中青年用脑过度所致的头痛、头晕。

【用法】日服1剂,连用7天。

## 眩 晕

**猪脑毛豆羹**

【组成】猪脑50克,毛豆400克,天麻12克,黄酒10克,精盐3克,味精1克,水淀粉6克。

【制法】将毛豆去荚,取出青豆洗净,磨成汁;猪脑去净血筋洗净,用刀划成四瓣;天麻洗净剁细,再用热水发涨;净锅置火上,加入清水和天麻末,煮沸片刻,再加入毛豆汁、猪脑,烧开后加进黄酒、精盐和味精,用水淀粉勾薄芡即成。

【功效】益气血,补脑髓,适用于气血不足之眩晕、失眠、多梦、神经衰弱等症。

【用法】佐餐食用,日服1剂,连用4天为一个疗程。

**猪脑麦枣汤**

【组成】猪脑1个,小麦30克,红枣20克,白糖适量。

【制法】将红枣用温水浸泡片刻,洗净;猪脑挑去血筋,洗净;小麦洗净沥干水分,倒入锅内,加水适量,先用武火煮沸后改用文火煎煮30分钟,然后加入猪脑、红枣,沸后加白糖调味,再用文火煎煮30~60分钟即成。

【功效】补脑和血,养心除烦,适用于心血不足所致的头晕目眩、烦躁不安、失眠多汗等症。

【用法】分2次食用。

### 鸭肉海参汤

【组成】鸭肉200克，海参50克，精盐、味精各适量。

【制法】将活鸭宰杀去毛及内脏，洗净切成片；海参用水泡发涨透，洗净切片，与鸭肉片一同放入砂锅内，加水适量，用武火煮沸后转用文火炖煮2小时，至鸭肉熟烂，加精盐和味精调味即成。

【功效】补益肝肾，滋阴养血，适用于肝肾阴虚所致的头晕目眩、耳鸣、健忘、腰膝酸软、五心烦热、盗汗、遗精、小便赤热等症。

【用法】佐餐食用。

### 甲鱼滋肾汤

【组成】甲鱼肉250克，枸杞子30克，熟地黄15克。

【制法】先将甲鱼剁去头爪，揭去硬壳，掏出内脏洗净，切成1厘米见方的块，然后将其与洗净的枸杞子、熟地黄一同放入砂锅内，加水适量，用武火煮沸，再转用文火炖至甲鱼肉熟烂即成。

【功效】滋补肝肾，益精明目，适用于肝肾阴虚引起的眩晕、耳鸣、两目干涩昏花、腰膝酸软等症。

【用法】佐餐食用，日服1剂。凡消化不良、孕妇及产妇腹泻者不宜服用。

### 鸡肉首乌当归汤

【组成】鸡肉250克，首乌15～20克，当归12～15克，枸杞子15克，精盐适量。

【制法】将鸡肉洗净切块，与洗净的首乌、当归、枸杞子一同放入砂锅内，加水适量，先用武火煮沸，再转用文火炖至鸡肉熟烂，加精盐调味即成。

【功效】补肝肾，滋阴血，适用于肝血不足所致的头晕、目花、易倦等症。

【用法】佐餐食用。

# 失 眠

### 银耳百合羹

【组成】银耳 25 克,百合、去心莲子、冰糖各 50 克。

【制法】先将百合和莲子加水煮沸,再加水泡发洗净的银耳,文火煨至汤汁稍黏,加入冰糖,冷后即可服食。

【功效】安神健脑,适用于失眠多梦、焦虑健忘等症。

【用法】每晚睡前食用。

### 猪肉莲子芡实汤

【组成】猪肉 200 克,莲子、芡实肉各 50 克,精盐适量。

【制法】将猪肉洗净切块,与莲子及芡实一同放入锅内,加清水适量,炖汤,熟后加少量精盐调味即成。

【功效】补肾固脾,养心安神,适用于肾虚、腰膝酸痛、心烦失眠、多梦、梦遗或滑精、夜多小便、时有心悸、大便溏泄等症。

【用法】不拘时食用。

### 麦冬莲子汤

【组成】麦门冬 20 克,莲子 15 克,茯神 10 克。

【制法】先将麦门冬、莲子、茯神洗净,一同放入砂锅中,加水适量,煎煮 40 分钟左右,取汁;然后在药渣中再加水,煎煮 35 分钟左右,去渣取汁,合并 2 次药汁即成。

【功效】滋阴清热,宁心安神,适用于心阴亏虚所致的心悸、烦躁、失眠、多梦等症。

【用法】日服 1 剂,分早晚 2 次温服。

### 猪心桂圆汤

【组成】猪心 1 个(重约 300 克),桂圆肉、党参各 30 克,红枣 10 克。

【制法】将猪心切去肥油洗净,红枣洗净去核,与洗净的桂圆肉、党参一同入锅,加清水适量,武火煮沸后用文火炖 2 小时,调味食用。

【功效】补益气血,养心安神,适用于虚烦失眠、心悸多梦、神疲乏力、神经衰弱等。

【用法】佐餐食用。

### 蛤肉百合玉竹汤

【组成】蛤肉 50 克，百合 30 克，玉竹 20 克，精盐、味精各适量。

【制法】将蛤肉洗净切成片，百合、玉竹洗净入布袋，一同入锅，加水适量，先用武火煮沸，再转用文火慢炖至肉熟烂，去药袋，加精盐、味精调味即成。

【功效】滋阴养心，适用于心阴亏虚所致的心烦、失眠、口渴、手足心热等症。

【用法】佐餐食用，饮汤吃肉。凡阳虚体质和脾胃阳虚所致的腹痛、腹泻者不宜服用。

## 神经衰弱

### 蚝肉猪瘦肉汤

【组成】新鲜生蚝肉、猪瘦肉各 150 克，精盐少许。

【制法】将猪瘦肉洗净切块，与生蚝肉一同放在锅内，加水适量，炖汤，肉熟后加精盐调味即成。

【功效】养血宁心，适用于阴虚烦躁、夜睡不宁、血虚心悸、怔忡等症。

【用法】不拘时食用。

### 干贝猪瘦肉汤

【组成】干贝 30～50 克，猪瘦肉 200 克，精盐适量。

【制法】将猪瘦肉洗净切块，干贝洗净用水浸泡一会儿，同入锅内，加清水共煮，熟后加入精盐调味即成。

【功效】滋阴补肾，适用于肾阴虚之心烦口渴、神经衰弱、失眠、多梦、夜多小便等症。

【用法】佐餐食用。

### 葱白红枣汤

【组成】葱白 7 根，红枣 20 枚。

【制法】先将红枣洗净后用水泡发，葱白洗净备用；然后将红枣放入锅内，加清水适量，用武火烧沸约 20 分钟后，再加葱白继续煎熬 10 分钟即成。

【功效】安心神，益心智，适用于神经衰弱、失眠多梦、记忆力减退等症。

【用法】不拘时服用。

### 淫羊藿鸡蛋汤

【组成】淫羊藿 30 克，熟鸡蛋黄 2 个。

【制法】先在淫羊藿中加水 300 克煮至 100 克，与熟鸡蛋黄调和便成淫羊藿鸡蛋汤。

【功效】温肾壮阳，祛风除湿，适用于神经衰弱、健忘症。

【用法】日服 3 次，每服 100 克，连服 15 天。

### 黄酒核桃泥汤

【组成】核桃仁 5 个，白糖、黄酒各 50 克。

【制法】先将核桃仁和白糖放入蒜罐或瓷碗中，捣成泥，再放入锅中，加进黄酒，用小火煎煮 10 分钟即成。

【功效】宁心安神，止咳平喘，润肠通便，适用于神经衰弱、头痛、失眠、健忘、久喘、咳嗽、腰痛、习惯性便秘、老年性便秘等。

【用法】日服 2 次。

### 白鸭冬瓜茯神汤

【组成】白鸭 1 只，冬瓜 500 克，茯神 30 克，麦冬 30 克。

【制法】先将白鸭宰杀去毛及内脏，洗净后切块，放入锅中，再加入装有茯神和麦冬的布包，加水适量，煮一段时间后放进洗净切成块的冬瓜，继续煮至鸭肉熟透、冬瓜烂熟为止，最后加入少量调料即成。

【功效】清热宁心，滋阴安神，适用于神经衰弱患者。

【用法】饮汤吃肉和冬瓜，分 2～3 餐食完。

### 小麦甘草红枣汤

【组成】小麦 60 克，甘草 6 克，红枣 30 克。

【制法】将小麦去壳，红枣水泡去核，与甘草一同入锅，加水适量，用武火煮沸后转用文火煎煮 60 分钟左右，取汁；药渣再加水适量，煎煮 50 分钟左右，去渣取汁，合并 2 次药汁即成。

【功效】滋养心肝，安神定志，适用于心、肝阴虚所致的精神恍惚、悲伤欲哭、心悸、夜寐不宁等症。

【用法】日服1剂，分2次温服。

## 关节疼痛

### 鳝鱼鸡肉汤

【组成】鳝鱼丝50克，鸡肉丝15克，鸡蛋1只，面筋10克，黄酒、葱、生姜、醋、酱油、胡椒粉、鸡汤、鳝鱼汤、香油、精盐、味精、湿淀粉各适量。

【制法】先在锅中放入鸡汤和鳝鱼汤各一碗，烧开后放入鳝鱼丝、鸡丝、面筋，再加入酱油、醋、葱、姜、精盐，烧好后倒入鸡蛋成花，用湿淀粉勾芡，再沸后盛入碗中，加上胡椒粉、味精、香油等即成。

【功效】补气，通血脉，利筋骨，适用于关节疼痛、风湿性关节炎、气血虚弱、心悸、乏力、头昏等症。

【用法】佐餐食用，凡发热、阴虚内热、疟疾、胸腹胀满者不宜服用。

### 雪莲花鸡汤

【组成】鸡1只（重约1500克），党参15克，雪莲花3克，峨参1.5克，薏苡仁100克，葱、生姜各5克。

【制法】将鸡宰杀去毛及内脏，洗净；党参、雪莲花、峨参洗净切成段或片，并装入布袋；薏苡仁用清水洗净后装入另一布袋；鸡肉、布袋、葱、姜一同放入锅内，用武火烧沸后转用文火炖2~3小时左右；捞出鸡肉，斩成2~3厘米见方的块，解开盛薏苡仁的布袋，每次放入10克，再加鸡汤、盐，搅匀即成。

【功效】祛寒壮阳，补中益气，利尿消肿，化湿通络，适用于腰膝软弱、倦怠、乏力、风湿性关节炎、阳痿、妇女月经不调等症。

【用法】每日早晨1次，每次1碗，分10次服完。

## 腰腿疼痛

### 羊脊骨羹

【组成】羊脊骨 1 个,肉苁蓉 30 克,草果 3 个,荜茇 6 克。

【制法】将羊脊骨捶碎,肉苁蓉、草果、荜茇 3 味洗净切片并装入布袋,一同放入锅内;加水适量,熬煮成汤汁,去掉药袋;以此汤汁煮面,加葱、姜等五味调料即成。

【功效】补肾强腰,适用于不孕症或下元久虚、腰肾受损、腰痛乏力、不能久立等症。

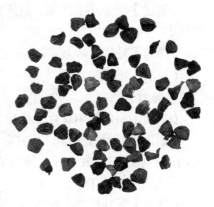

草果

【用法】佐餐食用,凡阴虚有火者不宜服用。

### 羊骨核桃汤

【组成】羊骨 300 克,核桃仁 50 克。

【制法】将羊骨洗净,放入砂锅中,加水适量,先用武火煮沸,再转用文火煎煮 2 小时,投入洗净的核桃仁,继续用文火炖煮 1 小时左右即成。

【功效】壮腰补肾,强筋健骨,适用于肾精亏虚、腰腿酸痛、下肢痿弱等症。

【用法】饮汤吃核桃肉。

### 猪肾狗脊续断汤

【组成】猪肾 1 个,狗脊 20 克,续断 10 克。

【制法】将狗脊加工洗净,切片;续断切片;猪肾切成两片,去臊腺筋膜,洗净后与狗脊、续断一同入锅,加水适量;用武火煮沸,再转用文火煎熬 30 分钟左右即成。

【功效】补肝肾,强腰膝,适用于肝肾不足所致的腰腿疼痛等。

【用法】日服 1 次,饮汤吃猪肾。

**补气活血汤**

【组成】赤小豆 250 克,红枣 200 克,红糖 150 克。

【制法】将赤小豆洗净,放入砂锅中,加水煮至快熟时加入洗净的红枣,同煮至熟,再加红糖,煮沸即成。

【功效】补气,活血,安神,适用于年老体弱、腰腿酸痛等症。

【用法】不拘时食用。

**乌龟杜仲汤**

【组成】乌龟肉 100 克,杜仲 10~15 克,精盐少许。

【制法】将杜仲洗净,水煎取汁备用;乌龟去肠杂,清洗干净,入锅,加水适量,煮沸 5 分钟剥去外壳,与杜仲汁一同用小火炖至肉烂,加精盐少许即成。

【功效】滋补肝肾,强腰膝,适用于肝肾两虚之腰膝酸痛。

【用法】佐餐食用,饮汤吃肉。

# 糖 尿 病

**猪脊骨红枣莲子羹**

【组成】猪脊骨 1 个,红枣 150 克,莲子(去心)100 克,木香 3 克,甘草 10 克。

【制法】将猪脊骨洗净剁碎,木香与甘草入布袋,红枣、莲子洗净,一同入锅,加水适量,用武火煮沸后转用文火炖煮 4 小时,去药袋即成。

【功效】补脾益肾,生津止渴,适用于糖尿病之消渴、善饥、尿多等症。

【用法】分顿食用,以喝汤为主,并可吃肉、红枣、莲子。

**猪肚羹**

【组成】肥猪肚 1 个,豆豉、葱白、盐各适量。

【制法】先将猪肚洗净,放入开水锅中煮至猪肚将熟,再加入葱白、豆豉、盐调味,捞出猪肚切片即成。

【功效】补脾益气,适用于糖尿病消渴。

【用法】空腹食用,渴则饮羹。

### 鲤鱼赤豆汤

【组成】鲤鱼 1 条（重约 1000 克），赤豆 50 克，陈皮、辣椒、草果各 6 克，葱、生姜、胡椒、精盐、鸡汤各适量。

【制法】鲤鱼去鳞、鳃及内脏，洗净；将赤豆、陈皮、辣椒、草果洗净放入鱼肚内，再放入盆中，加生姜、葱、胡椒、盐，灌入鸡汤，上笼蒸约 1.5 小时即成。另将葱丝或绿叶蔬菜用汤略烫，投入鱼汤中即可食用。

【功效】健脾，解毒，利水消肿，适用于消渴、水肿、黄疸、脚气、小便频数等症。

【用法】吃鱼喝汤，每日 1～2 次。

### 猪胰玉米须汤

【组成】猪胰 1 个，玉米须 30 克，食盐适量。

【制法】将猪胰洗净切成条块，玉米须洗净，一同放入锅中，加水适量和精盐少许，先用武火煮沸，再转用文火炖煮 60 分钟，至猪胰熟烂即成。

【功效】滋阴清热，润燥止渴，适用于肺胃阴虚所引起的糖尿病。

【用法】饮汤吃猪胰。

### 猪胰黄芪汤

【组成】猪胰 1 个，黄芪 60 克，薏苡仁 30 克，怀山药 120 克。

【制法】先将猪胰洗净，切块；黄芪洗净切成小片，装入布袋内；薏苡仁用水浸泡一夜；山药切成片或丝；再将猪胰、薏苡仁、黄芪、怀山药一同放入锅中，加水煮汤，汤沸后再煮片刻，去黄芪不用，稍加调味即成。

【功效】益气健脾，润燥止渴，适用于因气化不利、津液不能上蒸之消渴病。

【用法】饮量不拘，日食 3 次。

### 鹿头汤

【组成】鹿头 1 只，鹿蹄 4 只，荜茇 5 克，生姜 3 克，八角、小茴香、胡椒粉、味精、精盐各适量。

【制法】先将荜茇、生姜洗净拍破；鹿头、鹿蹄去毛，洗净，放入锅内，加清水适量，再加生姜、荜茇、八角、小茴香；用武火烧沸后，转用文火熬至鹿头、鹿蹄熟透；取出鹿头、鹿蹄拆骨，再将鹿肉切成粗条，放入汤中，烧沸后加精盐、味精和胡椒粉即成。

【功效】补气益精，适用于虚劳、消渴、夜多噩梦、黄瘦力弱等症。

【用法】佐餐食用。

### 猪脊骨土茯苓汤

【组成】猪脊骨500克，土茯苓50～100克。

【制法】先将猪脊骨洗净剁碎，放入锅中，加水适量，小火炖煮，熬汤至1200克，去猪脊骨及浮油，加入土茯苓，再熬汤至800克即成。

【功效】健脾利湿，补阴益髓，适用于糖尿病。

【用法】日服1剂，分2次服完。

### 羊肚汤

【组成】羊肚1具，葱白、精盐、味精适量。

【制法】先将羊肚洗净切块，入锅，加水适量，用武火煮沸后转用文火慢炖至羊肚将熟，加入葱白、精盐、味精调味，继续煮至羊肚熟烂即成。

【功效】补益脾胃，适用于脾胃虚弱所致的多饮、多食、多尿、消瘦等症。

【用法】空腹食用羊肚，饮汤。

### 兔肉汤

【组成】兔1只，精盐、味精适量。

【制法】将兔子宰杀去皮和内脏，洗净切成肉块，放入砂锅中，加水适量，先用武火煮沸，再用文火煨炖2～3小时，待兔肉熟烂时加入精盐和味精调味即成。

【功效】滋阴润燥，清热凉血，适用于阴虚燥热所引起的糖尿病，以及阴虚血热所致的吐血、便血等症。

【用法】饮汤吃兔肉。

### 鸽肉银耳汤

【组成】白鸽1只,银耳30克。

【制法】将白鸽去毛及内脏,切块,与水发洗净的银耳一同放入砂锅中,加水适量,先用武火烧开,再转用文火慢炖至白鸽肉熟烂即成。

【功效】滋阴润燥,适用于糖尿病、口渴饮多等症。

【用法】饮汤吃鸽肉和银耳,分2次食用。

### 乌骨鸡虫草汤

【组成】乌骨鸡肉100~120克,冬虫夏草10克,怀山药30克。

【制法】将乌骨鸡宰杀去毛和内脏,洗净切块,与洗净的冬虫夏草、怀山药一同入锅,加水适量,用武火煮沸后再转用文火慢炖至肉熟烂即成。

【功效】益气养阴,适用于糖尿病、高血压、骨蒸潮热、盗汗等症。

【用法】饮汤吃鸡肉。

### 南瓜绿豆汤

【组成】南瓜450克,绿豆200克。

【制法】将南瓜洗净去瓤、子,切成块,与洗净的绿豆同放砂锅中,加水适量,煮至绿豆酥烂即成。

【功效】补中益气,清热止渴,适用于糖尿病。

【用法】不拘时食用。

### 菠菜银耳汤

【组成】菠菜150克,银耳9克,精盐、香油各适量。

【制法】将银耳用水发透,洗净去蒂,加水煮烂;菠菜入开水一汆,过凉水后切段,投入银耳锅中一沸离火,加精盐、香油调味即成。

【功效】滋阴养胃,清热泻火,适用于阴虚燥热所致的糖尿病,症见口干口渴、多饮多食、小便频数等症。

【用法】佐餐食用。

### 鸽肉山药玉竹汤

【组成】白鸽1只,怀山药30克,玉竹20克。

【制法】将白鸽去毛及内脏,切块,与水发洗净的怀山药、玉竹一同放入砂锅中,加水适量,先用武火烧开,再转用文火慢炖至肉熟烂即成。

【功效】滋阴止渴,补脾益气,适用于阴虚所致的糖尿病。

【用法】饮汤吃鸽肉。

## 水 肿

### 羊肺羹

【组成】羊肺1具,羊脂、赤小豆各100克,陈皮、葱、胡椒、精盐、酱油、酵母粉各适量。

【制法】先将羊肺、羊脂、赤小豆洗净,放入锅中,再将陈皮、葱、胡椒装入纱布袋内,一同入锅,加清水适量,用武火煮沸后转用文火慢炖至肉熟豆烂,加入精盐、酱油、酵母粉、味精,如常法做羹即成。

【功效】补益肺脾,通调水道,适用于肺脾气虚所致的面浮肢肿、小便不利、腹胀等症。

【用法】吃羊肺喝羹汤。

### 薏苡仁冬瓜汤

【组成】冬瓜500克,水发薏苡仁100克,生姜、熟鸡油各10克,大葱3克,香葱末7克,黄酒5克,精盐2克,味精1克。

【制法】先将冬瓜刮去皮,洗净切成块;生姜洗净拍碎,洗净的大葱打成葱结;净锅置中火上,加清水烧开,放入冬瓜、薏苡仁、

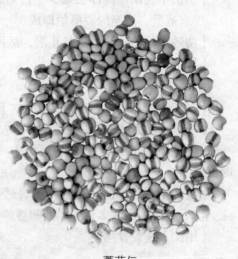

薏苡仁

大葱、黄酒，煮熟去姜、葱，下熟鸡油、精盐、味精、香葱花即成。

【功效】清热利水，健脾减肥，适用于身体肥胖、水肿、小便不利等症。

【用法】饮汤吃冬瓜。

### 鲫鱼赤小豆汤

【组成】鲜鲫鱼1条（重250克），赤小豆15克，商陆9克。

【制法】先将鲫鱼去鳞、鳃及内脏并洗净，再将洗净切碎的商陆及赤小豆置于鱼腹中，开口处用线缝住；鱼放入锅内，先用武火煮沸，再转用文火煎煮，待鱼肉熟烂即成。

【功效】补虚，利水，消肿，适用于脾虚、慢性肾炎水肿、营养不良性浮肿等症。

【用法】饮汤，隔日1剂，服3～4剂为一疗程。

### 豌豆苗汤

【组成】豌豆苗100克，植物油、精盐、味精各适量。

【制法】将豌豆苗洗净，沥干；将植物油放入锅内烧热，加入盐、味精，滚沸时将汤倒入盛有豌豆苗的大碗内。

【功效】利尿，解酒毒，适用于水肿。

【用法】日服2次。

### 黄鱼汤

【组成】黄鱼3条，绿豆100克，大蒜3瓣，黄酒、葱、生姜、胡椒粉、味精各适量。

【制法】将黄鱼剖杀洗净，放入锅内，再加入洗净的绿豆、大蒜和清水适量，入黄酒、葱段、生姜片，用武火煮沸，再转用文火慢炖至鱼肉和绿豆熟烂，加味精调味即成。

【功效】补益脾胃，利水消肿，适用于脾虚水泛所致的肢体水肿、腹水、湿痹等症。

【用法】饮汤吃鱼肉和绿豆。

### 野鸭花生冬瓜皮汤

【组成】野鸭肉250～300克，花生仁50克，冬瓜皮100克。

【制法】先将野鸭去毛及肠杂，洗净切块，与洗净的花生仁、冬瓜皮一同入锅，加水适量，然后用武火煮沸，再转用文火慢炖至鸭肉熟烂即成。

【功效】补气养阴，利尿消肿，适用于营养不良性水肿。

【用法】饮汤吃野鸭肉和花生仁。

### 鲫鱼冬瓜皮汤

【组成】鲜鲫鱼1条（重约250克），冬瓜皮60克，薏苡仁30克，生姜、精盐各适量。

【制法】将鲫鱼去鳞、鳃及内脏，洗净后放入锅内，冬瓜皮、薏苡仁洗净后也一同入锅，酌加生姜、精盐等调料，用武火煮沸，再转用文火煎煮30～40分钟，待薏苡仁熟烂即成。

【功效】补脾益气，利水消肿，适用于脾虚所致的水肿、尿少等症。

【用法】饮汤吃鱼肉。

### 鲤鱼黄芪汤

【组成】鲜鲤鱼1条（重约500克），黄芪30克，生姜、葱、蒜、精盐各适量。

【制法】将鲤鱼去鳞、鳃及内脏，洗净后与黄芪一同放入锅内，酌加生姜、蒜、精盐，用武火煮沸，再转用文火慢炖，待鱼肉熟烂时加入葱、姜，稍沸即成。

【功效】补益脾胃，利水消肿，适用于脾虚水泛所致的肢体浮肿、腹胀、关节肿痛等症。

【用法】饮汤吃鱼肉。

### 黑豆薏苡仁汤

【组成】黑豆100克，薏苡仁30克。

【制法】将黑豆和薏苡仁分别淘洗干净，一同入锅，加水适量，先用武火煮沸，再转用文火煎熬约1小时即成。

【功效】补肾健脾，利水消肿，适用于脾肾两虚所致的水肿（腰以下为甚）、脘腹胀满、纳少便溏、身倦乏力等。

【用法】当点心食用。

### 麻雀茅根汤

【组成】麻雀2只，白茅根30克。

【制法】先将麻雀去毛及内脏，洗净切块；白茅根洗净，放入砂锅内，加水煎煮，去渣取汁，再与麻雀肉同煮至熟即成。

【功效】温肾健脾，利水消肿，适用于肾虚、腰腿乏力水肿。

【用法】饮汤吃麻雀肉，日服 1 剂，连服 7 天。

### 鸭肉川朴汤

【组成】活鸭 1 只，川朴、杜仲各 10 克，车前子 20 克。

【制法】先将活鸭宰杀去毛及内脏，洗净切块；川朴、杜仲、车前子一同入锅，加水适量，煎煮，去渣取汁，再放入鸭块炖熟，酌加调料即成。

【功效】健脾益气，适用于病后身体虚弱浮肿。

【用法】饮汤吃鸭肉，日服 1 剂，分数次服用，连服 10 天。

### 海米黄豆芽汤

【组成】海米 50 克，黄豆芽 250 克，精盐、味精、葱花、生姜丝、香油各适量。

【制法】先将黄豆芽去根须洗净；海米用开水浸泡 20 分钟；将泡海米的水沉淀后倒入锅中，放入黄豆芽、海米、葱、姜、精盐，烧沸，见汤呈白色时再加味精，出锅，淋上香油即成。

【功效】清热利尿，益智健脑，适用于胃气积热、水肿疼痛等。

【用法】佐餐食用。

### 鸡肉冬瓜汤

【组成】鸡肉 300 克，冬瓜 500 克，党参、葱各 10 克，薏苡仁 20 克，生姜 6 克，精盐 4 克，味精 2 克。

【制法】先将党参去灰烘干研末，薏苡仁去壳洗净，鸡肉洗净切成条，冬瓜刮去粗皮切成块，葱、姜洗净；净锅置旺火上，放清水适量，加入鸡肉烧开，撇去浮沫，再加薏苡仁、生姜片、葱结，烧至鸡肉刚熟时加入冬瓜、党参；烧开后改用文火炖熟，加精盐、味精调味即成。

【功效】补中益气，健脾利湿，消肿轻身，适用于脾胃虚弱、食少、倦怠嗜睡、便溏、四肢浮肿、头面浮肿等，虚胖之人食用后可减肥轻身。

【用法】佐餐食用。

# 中 暑

### 海带冬瓜豆瓣汤

【组成】浸发海带、去皮蚕豆瓣各50克,冬瓜250克,香油、精盐各适量。

【制法】先将海带洗净,切成块,与蚕豆瓣一同下锅,用香油炒一下,然后加水200克,加盖烧煮,待蚕豆瓣将熟时,再把切成长方块的冬瓜和盐一并放入,继续烧至冬瓜九成熟,即可停火出锅。

【功效】清暑利尿,适用于中暑头晕、头痛、燥渴。

【用法】佐餐食用,凡对蚕豆过敏者不宜服用。

### 灯心花苦瓜汤

【组成】灯心花4~6扎,鲜苦瓜150~200克。

【制法】将灯心花洗净后放入锅中,苦瓜切开去瓤和籽后放入锅中,加清水适量,煎汤即成。

【功效】清暑除热,清心降火,利尿通淋,适用于中暑身热、暑天烦渴、小便短赤、风热赤眼等。

【用法】不拘时饮用。

### 百合绿豆汤

【组成】百合、绿豆各30克,冰糖适量。

【制法】先将百合、绿豆分别洗净,一同放入砂锅中,再加水1000克,煎汤,加入冰糖调味即成。

【功效】清暑解热,润肺滋阴,适用于暑热烦渴、疮疖肿毒等症,也可用于预防中暑。

【用法】经常饮用。

# 盗 汗

### 羊肚黑豆黄芪汤

【组成】羊肚1具,黑豆50克,黄芪30克,精盐少许。

【制法】将羊肚洗净切片,与洗净的黄芪、黑豆一同入锅,加水适量,用武火煮沸,再转用文火慢炖至肉烂熟,加精盐少许调味即成。

【功效】益气补虚，止汗，适用于肾阴亏虚所致的盗汗、自汗等症。

【用法】喝汤吃羊肚和黑豆。

## 豆麦汤

【组成】黑豆、浮小麦各30克，莲子7克，黑枣7个，冰糖适量。

【制法】先将黑豆、浮小麦加水煮，去渣取汁；然后用此汁煮莲子、黑枣至熟，加冰糖调味即成。

【功效】补益心肾，固涩敛汗，适用于心肾不安引起的心烦、失眠、盗汗、神疲乏力、记忆力减退、健忘等症。

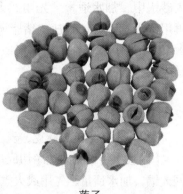

莲子

【用法】不拘时食用。

## 黑豆黄芪汤

【组成】黑豆60克，黄芪30克。

【制法】先将黄芪洗净切片，黑豆洗净以水浸一宿；再将黄芪和黑豆一同放入锅中，加清水适量，煎汤，熟后加精盐少许调味即成。

【功效】调中益气，固表止汗，适用于夜睡盗汗及自汗过多等症。

【用法】喝汤吃豆。

## 菠菜豆腐汤

【组成】菠菜100克，豆腐2块，葱、生姜、植物油、清汤、精盐各适量。

【制法】先将菠菜洗净，豆腐切块，分别用开水烫2～3分钟，捞出沥水，然后将炒锅加热，放入植物油少许，下葱丝、姜丝炸香，将豆腐块入锅，略炒一下，加清汤半碗，煮沸后加菠菜，用精盐调味即成。

【功效】宽中益气，止渴润燥，和脾胃，补血，适用于小儿贫血、盗汗、舌燥咽干、大便秘结。

【用法】趁热饮汤吃菠菜和豆腐，日服2次，经常食用。

### 牡蛎海带汤

【组成】鲜牡蛎25克，海带50克，猪脂、精盐各适量。

【制法】将牡蛎洗净切成片，备用；海带涨发洗净切成丝，放入砂锅中，加水适量，先用武火煮沸，待海带丝熟软后放入牡蛎肉，再用武火煮沸，加精盐、猪脂调味，稍煮即成。

【功效】滋养补虚，软坚散结，适用于阴虚所致的潮热盗汗、心烦失眠等症。

【用法】佐餐食用，饮汤吃肉。

### 蛤肉麦冬汤

【组成】蛤蜊肉100克，麦门冬15克，地骨皮12克，小麦30克。

【制法】将蛤蜊肉洗净切成片，与洗净的麦门冬、地骨皮、小麦一同入锅，加水适量，先用武火煮沸，再转用文火慢炖至肉熟烂即成。

【功效】滋肺肾，退虚热，适用于肺肾阴虚所致的盗汗、骨蒸潮热、咽干口渴等症。

【用法】佐餐食用，饮汤吃肉。凡阳虚体质和脾胃阳虚所致的腹痛、腹泻者不宜服用。

### 银耳冰糖汤

【组成】银耳10克，冰糖30克。

【制法】将银耳用清水泡发后与冰糖一同入锅，加水适量，用武火煮沸，再转用文火煎熬约1小时，至银耳熟烂即成。

【功效】滋阴润肺，清热和营，适用于肺阴亏虚所致的干咳、咯血、潮热、盗汗和阴虚内热所致的头晕耳鸣、颧红口干、大便秘结等症。

【用法】当点心食用。

### 燕窝洋参汤

【组成】燕窝8克，西洋参5克，冰糖30克。

【制法】将燕窝放入碗中，用温水浸泡至松软时除去燕毛，并用清水洗净，沥干水分，撕成条，放入干净碗中备用；西洋参润软切片，与燕窝、冰糖一同入锅，加水适量，烧开后用文火炖30分钟左右，至燕窝烂即成。

【功效】滋阴益气，润肺止咳，适用于肺气阴虚所致的干咳痰少、咯血、潮热盗汗、自汗、气短等症。

【用法】当点心食用。

## 木耳芍枣汤

【组成】黑木耳、红枣各20克，黄芪、芍药各10克，冰糖适量。

【制法】先将黄芪、芍药捣成粗末，入布袋；黑木耳用清水泡发洗净，红枣洗净，与药袋一同入锅；加水800克煎煮至500克，去药袋，加入冰糖调味，再煎煮10分钟即成。

【功效】益气养阴，适用于盗汗、自汗。

【用法】日服1剂，分3次服用，连服数日。

## 红枣乌梅汤

【组成】红枣25克，乌梅5~10枚，冰糖适量。

【制法】将红枣、乌梅分别洗净，一同放入砂锅内，加水适量，先用武火煮沸，再转用文火煎汤，加冰糖调味即成。

【功效】滋阴敛汗，适用于阴虚盗汗。

【用法】日服1剂，分2~3次服完。

# 自 汗

## 牡蛎黄芪小麦汤

【组成】鲜牡蛎18克，黄芪15~24克，小麦30克。

【制法】先将牡蛎洗净切成片，放入砂锅中，加水适量，用武火煮沸，待30分钟后下黄芪、小麦，一同煎煮约1小时即成。

【功效】益气，固表，止汗，适用于气虚自汗。

【用法】饮汤，日服1剂。

## 牛肉北芪浮小麦汤

【组成】鲜牛肉250克，北芪、浮小麦各30克，怀山药15克，生姜6克，红枣25克，精盐、葱、黄酒各适量。

【制法】将牛肉洗净切块，与洗净的北芪、浮小麦、怀山药、红枣、生姜、葱、黄酒一同放入砂锅内，加水适量，用武火煮沸后转用文火炖2小时，加精盐调味即成。

【功效】益气固表，止汗，适用于气虚所致的自汗症。

【用法】佐餐食用。

### 小麦红枣桂圆汤

【组成】小麦 50 克，红枣 30 克，桂圆肉 15 克。

【制法】将小麦去壳，红枣水泡去核，桂圆剥壳取肉，一同入锅，加水适量，先用武火煮沸，再转用文火煎煮 60 分钟左右即成。

【功效】益气养血，补虚止汗，适用于气虚所致的自汗、精神紧张时出汗尤多等症。

【用法】饮汤吃红枣和桂圆肉。

### 鸽肉参芪汤

【组成】白鸽 1 只，党参 15～20 克，北芪、怀山药各 30 克。

【制法】将白鸽去毛及内脏，切块，与洗净的党参、北芪、怀山药一同放入砂锅中，加水适量，先用武火烧开，再转用文火慢炖至肉熟烂即成。

【功效】补气，健脾胃，适用于脾胃气虚所致的气短、乏力、自汗、纳少等症。

【用法】佐餐食用。

### 太子参乌梅甘草汤

【组成】太子参 15 克，乌梅 10 克，甘草 3 克，冰糖适量。

【制法】将太子参、乌梅、甘草放入锅内，加清水适量，浸泡 30 分钟后用武火煮沸，再转用文火沸熬 60 分钟左右，去渣取汁，加冰糖调味即成。

【功效】补肺健脾，补气生津，适用于气阴不足之口渴欲饮、自汗、肺虚咳嗽、体弱易倦、易感冒等症。

【用法】不拘时饮用。

### 人参莲肉汤

【组成】人参 10 克，莲子（去皮去心）10 枚，冰糖 30 克。

【制法】将人参、莲子放在碗中，加清水适量，泡发后，再加冰糖，隔水蒸约 1 小时即成。

【功效】健脾益胃，补气强身，适用于中老年人病后体虚、气弱、脾虚、食少、疲倦、自汗、泄泻等症。

【用法】顿服，饮汤吃莲肉，日服1次。人参可连续使用3次，次日可再加莲子和冰糖如上法蒸制，第3次可连同人参一起食用。

## 甲状腺肿大

### 海带排骨汤
【组成】海带50克，排骨200克，黄酒、精盐、味精、白糖、葱段、姜片各适量。

【制法】先将海带用水泡发好，洗净切丝；排骨洗净斩块；然后将锅烧热，下排骨煸炒一段时间，加入黄酒、精盐、白糖、葱段、姜片和清水适量，烧至排骨熟透，加入海带丝烧至入味，加味精调味即成。

【功效】软坚化痰，清热利水，适用于皮肤瘙痒、甲状腺肿大、颈淋巴结核等症。

【用法】佐餐食用。

### 猪胰淡菜汤
【组成】猪胰1个，淡菜60克。

【制法】先将猪胰洗净切成条块；淡菜洗净后用清水浸泡约20分钟，放入锅中，加水煨汤，等煮开后10分钟再加入猪胰；再煨煮，稍加调味即成。

【功效】益肺补脾，润燥止渴，适用于糖尿病、甲状腺肿大、毛发枯少、产后虚弱消瘦等症。

【用法】不拘时食用。

### 紫菜萝卜汤
【组成】紫菜15克，白萝卜250克，陈皮2片。

【制法】将白萝卜洗净切丝，紫菜、陈皮剪碎，一同放入锅内，加水适量，煎煮30分钟，出锅前可酌加精盐等调味即成。

【功效】软坚散结，消瘿，适用于甲状腺肿大、淋巴结核等。

【用法】吃萝卜喝汤，日服2次。

### 蛎豉海带发菜汤

【组成】蛎豉 100 克，海带 25 克，发菜 15 克。

【制法】将蛎豉、海带、发菜分别洗净，一同入锅，加水适量，煮汤。

【功效】滋阴，养血，清热，化痰，软坚，适用于缺碘性青春期甲状腺肿大。

【用法】佐餐食用，日服 1~2 次。

### 海带肉丝汤

【组成】水发海带、猪瘦肉各 250 克，胡萝卜 150 克，精盐、味精、酱油、花椒水、葱丝、姜丝、蒜片、猪肉汤各适量。

【制法】先将猪肉、胡萝卜洗净切成细丝，再将锅烧热，放入肉丝煸炒至白色时加入酱油、花椒水、葱、姜、蒜，继续煸炒至肉丝熟透，加入肉汤、精盐、海带丝、胡萝卜丝，撇去浮沫，加入味精即成。

【功效】软坚化痰，清热利水，适用于甲状腺肿大、颈淋巴结核等。

【用法】佐餐食用。

## 甲状腺功能亢进症

### 蛎豉甲鱼汤

【组成】蛎豉 100 克，甲鱼肉 50 克，柏子仁、昆布、白芍、红枣各 25 克，酸枣仁 5 克。

【制法】将甲鱼肉切成 1 厘米见方的块，与洗净的蛎豉、柏子仁、酸枣仁、昆布、白芍、红枣一同放入砂锅内，加水适量，用武火煮沸后转用文火，炖至甲鱼肉熟烂即成。

【功效】滋阴

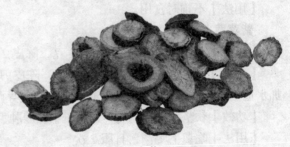

白芍

补血，清热化痰，消肿散结，养心除烦，适用于甲状腺功能亢进症引起的心悸失眠、手颤。

【用法】温热食用，日服2次。

### 萝卜海带牡蛎汤

【组成】萝卜250克，海带50克，生牡蛎30克，海蛤壳、陈皮各10克，鸡油、味精、精盐各适量。

【制法】将海带、陈皮、生牡蛎、海蛤壳洗净，一同入锅，加水适量，同煮40分钟后将药液滤出；捡出海带切丝，把萝卜切块，一同放入煎好的药液中，加少量的鸡汤或肉汤、盐、味精，上火煮至萝卜熟而进味即成。

【功效】软坚散结，理气化痰，适用于气郁痰凝型甲状腺功能亢进症。

【用法】吃菜喝汤。

## 癫 痫

### 驴肉汤

【组成】驴肉300克，豆豉20克，黄酒、生姜、葱、五香粉、味精、精盐、香油各适量。

【制法】将驴肉洗净切成小块，豆豉洗净去杂质，一同入锅，加精盐、葱段、生姜片和清水适量，先用武火煮沸，再转用文火煎熬1小时左右，至驴肉熟烂汤将成时，加味精、五香粉、香油调味即成。

【功效】补益心气，安神定志，适用于癫痫狂躁、神志不安（症见忧闷不乐、喜悲欲哭）以及妇女更年期综合征。

【用法】空腹饮汤吃驴肉。

# 第三章

# 汤膳治疗妇科疾病

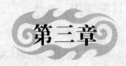

## 痛 经

**墨鱼当归汤**

【组成】乌贼鱼250克,羊肉500克,当归、生姜各30克,怀山药60克,红枣10克,精盐适量。

【制法】先将乌贼鱼放盆中,倒入清水适量,浸泡3~4小时,去乌贼骨、内脏,洗净;然后将羊肉洗净切成块,与乌贼鱼和洗净的当归、怀山药、红枣、生姜一同放入锅内,加清水适量,用武火烧沸,再用文火熬至烂熟,加精盐适量调味即成。

【功效】补血养肝,和血调经,适用于血虚瘀滞所致的妇女经血不调、痛经、带下等症。

【用法】佐餐食用,凡阴虚火旺、湿热带下者不宜服用。

**牛肉红花汤**

【组成】牛肉750克,红花、陈皮、葱、精盐各5克,白萝卜、胡萝卜各150克,黄酒10克,胡椒0.5克,味精1克,生姜8克。

【制法】先将红花洗净,白萝卜、胡萝卜、牛肉洗净切块,姜、葱、陈皮洗净;净锅置旺火上,加入清水,下牛肉烧开,撇去浮沫,加入姜、葱、红花、陈皮,煮1小时后改用文火,去葱、姜和陈皮,加入胡椒粉,炖至七成熟时下胡萝卜和白萝卜,再炖至熟烂,加精盐、味精调味即成。

【功效】补脾胃,益气养血,适用于痛经、腰膝酸软、虚弱消瘦、纳差、气怯等症。

【用法】分5次食用，日服1次。孕妇及月经过多者不宜服用。

### 乌鸡汤

【组成】乌雄鸡1只，陈皮、良姜各3克，胡椒6克，草果2只，豆豉、葱、豆酱各适量。

【制法】先将陈皮、良姜、胡椒、草果洗净，入布袋；再将乌雄鸡去毛及内脏，洗净后切成小块，与药袋同放砂锅内炖熟；加入葱、豆豉、豆酱，熬成汤即可。

【功效】温中健脾，补益气血，适用于血气暴亏引起的身体虚弱、食欲减退、喜暖嗜卧、动则气促，以及妇女痛经、崩漏不止、产后血虚等。

【用法】分数次食用。

### 调经汤

【组成】肥瘦猪肉、调经草各60克，熟豆油10克，葱、生姜、八角各5克，清汤1000克，黄酒、白糖、精盐各适量。

【制法】先将猪肉和调经草分别洗净，猪肉切成2厘米的方块，调经草、八角装入布袋；炒锅内加熟豆油，待热后投入猪肉块，翻炒至水气散出时加清汤、盐、糖、黄酒和药袋，汤开后用文火再烧90分钟即成。

【功效】补气行气，调经止痛，适用于气滞血瘀型痛经。

【用法】佐餐食用。

### 山楂葵花子仁汤

【组成】山楂、葵花子仁各50克，红糖100克。

【制法】将山楂、葵花子仁分别洗净，一同入锅，加水适量，炖汤，最后加入红糖调味即成。

【功效】健脾胃，补中益气，适用于气血虚弱型痛经。

【用法】行经前2～3天饮用，日服1剂，分2次服用。

### 香花菜蛋花汤

【组成】鲜香花菜30～60克，鸡蛋1个，精盐适量。

【制法】将鲜香花菜洗净入锅，加清水800克煎至400克，去渣；鸡蛋去壳后打散，加入汤中煮熟，加精盐调味即成。

【功效】疏内健胃，理气止痛，适用于虚寒性胃痛、痛经、神经性头痛等症。

【用法】日服1剂。

## 闭　经

**墨鱼桃仁羹**

【组成】乌贼鱼300克，桃仁10枚，香油、精盐各适量。

【制法】将乌贼鱼放盆中，倒入清水适量，浸泡3～4小时，去乌贼骨、内脏，洗净，与洗净的桃仁一同放入锅内，加清水适量，用武火烧沸后，改用文火熬至烂熟，加精盐和香油适量调味即成。

【功效】养血滋阴，活血通经，适用于血虚瘀滞所致的妇女面色无华、月经量少色淡、经闭、月经延期等症。

【用法】佐餐食用。

**猪骨当归汤**

【组成】猪腿骨500克，当归15克，植物油、葱、生姜、黄酒、精盐各适量。

【制法】先将猪腿骨洗净，与洗净的当归一同入锅，加水适量，然后用武火煮沸，再转用文火煎煮约60分钟，酌加植物油、精盐、黄酒、生姜片和葱末即成。

【功效】滋补肝肾，强健筋骨，适用于肝肾亏虚所致的筋骨酸痛、肢体麻木、齿牙不固，血虚所致的面色无华、月经量少色淡、闭经等症。

【用法】温热食用。

**桃仁牛血汤**

【组成】桃仁10克，牛血200克，精盐适量。

【制法】将已凝固的新鲜牛血切成小块，与桃仁一起入锅，加清水适量，煨汤，水沸后加入食盐调味即成。

【功效】破瘀，行血，通经，利大小便，适用于妇人血瘀经闭、血燥便秘等。

【用法】佐餐食用。

### 月季花汤

【组成】月季花3～5朵，黄酒10克，冰糖适量。

【制法】将月季花洗净，加水150克，文火煎至100克，去渣，再加冰糖和黄酒适量即成。

【功效】行气活血，适用于气滞血瘀之闭经、痛经诸症。

【用法】温服，每日1剂。凡血热、血虚者忌用。

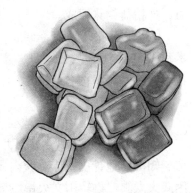

冰糖

### 黑豆红花汤

【组成】黑豆50克，红花5克，红糖适量。

【制法】将黑豆、红花一同放入锅中，加水适量，炖汤至黑豆熟透，加入红糖溶化即成。

【功效】滋补脾肾，活血行经，适用于血虚气滞型闭经。

【用法】吃豆饮汤，每日2次。

## 月经过多

### 仙鹤草荠菜汤

【组成】仙鹤草60克，荠菜50克。

【制法】将仙鹤草、荠菜分别洗净，一同放入砂锅内，加水适量，煎汤，去渣取汁即成。

【功效】止血，健胃，适用于月经过多、崩漏等症。

【用法】日服1剂。

## 月经不调

### 猪肉芪枣归杞汤

【组成】猪瘦肉250克，黄芪50克，红枣25克，当归、枸杞子各15克，精盐适量。

【制法】将猪瘦肉洗净切成块,与洗净的黄芪、红枣、当归、枸杞子一同放入砂锅内,加水适量,用武火煮沸后再转用文火炖2小时,加精盐调味即成。

【功效】补气养血,调经,明目,抗老延年,适用于病后、手术后及产后气血两亏、身体虚弱、月经不调,健康人服用可延年益寿。

### 乌骨鸡补血汤

【组成】乌骨鸡1只,当归、熟地、白芍、知母、地骨皮各10克。

【制法】将乌骨鸡宰杀,去毛及内脏,洗净;将当归、熟地、白芍、知母、地骨皮塞入鸡腹内,用线缝口,放入砂锅中,加水适量,用武火煮沸,再转用文火慢炖至鸡肉熟烂,去药渣即成。

【功效】补益气血,适用于气血两虚所致的月经不调、潮热、盗汗等症。

【用法】饮汤吃鸡肉。

### 豆腐红糖汤

【组成】豆腐500克,红糖30克。

【制法】将豆腐切成小块,加水煮后加入红糖即成。

【功效】和血调经,适用于妇女月经经行不畅、小腹胀痛等症。

【用法】日食2次,不拘时食用。

### 桂圆鸡蛋汤

【组成】桂圆肉50克,鸡蛋1个。

【制法】将桂圆肉洗净,用清水蒸15分钟后打入鸡蛋,煮至蛋熟即成。

【功效】补益脾胃,补血安神,适用于妇女月经不调、倦怠乏力、面色萎黄。

【用法】可经常食用。

### 芹菜益母草鸡蛋汤

【组成】芹菜250克,益母草50克,鸡蛋2个,精盐、香油各适量。

【制法】将鸡蛋煮熟去壳连同洗净的芹菜、益母草一起放入砂锅中,加水适量,同煮成汤,去药渣后再加香油、盐调味即成。

【功效】补血调经，适用于月经不调。

【用法】每日分2次服，饮汤吃蛋。

### 黑豆苏木汤

【组成】黑豆100克，苏木10克，红糖适量。

【制法】将黑豆、苏木一同放入锅中，加水适量，炖汤至黑豆熟透，加入红糖溶化即成。

【功效】补肾活血，适用于月经后期、经血量少。

【用法】吃豆饮汤，每日分2次服完。

### 黑豆党参汤

【组成】黑豆、红糖各30克，党参9克。

【制法】将黑豆、党参一同放入锅中，加水适量，炖汤至黑豆熟透，加入红糖溶化即成。

【功效】补气养血，适用于月经先期。

【用法】吃豆饮汤，每日1剂，连服6~7天。

### 七叶莲鸡蛋汤

【组成】鲜蔷薇根60克（或干品30克），七叶莲9克，鸡蛋2个，米酒适量。

【制法】先将蔷薇根、七叶莲洗净，一同入锅，加清水1200克煎至400克，去渣；鸡蛋煮熟去壳，放入药汤中同煮即成。

【功效】活血止痛，适用于月经不调、痛经等症。

【用法】加少量米酒服食，饮汤吃蛋，月经来潮前1~2天开始服用，日服1剂，连服2~4天。

## 崩 漏

### 桂圆黄芪汤

【组成】桂圆肉、红枣各7枚，黄芪、赤小豆各30克。

【制法】将桂圆肉、黄芪、红枣与赤小豆分别洗净，一同入锅，加水适量，炖汤。

【功效】益气补中，健脾止血，适用于功能性子宫出血。

【用法】每日早晚各服1次。

### 辣椒根鸡爪汤

【组成】辣椒根 15 克（或鲜品 30 克），鸡爪 2～4 只，精盐适量。

【制法】将辣椒根与鸡爪洗净，一同入锅，加水煨汤，熟后稍加精盐调味，取出辣椒根即成。

【功效】止血，适用于功能性子宫出血。

【用法】1 剂分 2 次吃完。

## 带　下

### 羊肉附片汤

【组成】羊肉 2000 克，附子 30 克，葱、生姜各 50 克，胡椒粉 6 克，精盐 10 克。

【制法】先将附子片入布袋；羊肉洗净放入沸水锅内，加葱、姜，烧至羊肉三成熟，捞出，剔去骨，将肉切成 2 厘米见方的块，放入清水中漂去血水，骨头拍破；葱捆成团待用；砂锅内放清水、葱、姜、胡椒粉、羊肉和药袋，武火煮沸 30 分钟后，转用文火煮 2～3 小时，至羊肉酥烂，附子捞出，分盛碗中，再加汤和羊肉。

【功效】温肾壮阳，补中益气，适用于气血两亏、四肢厥冷、体弱面黄，男子肾虚阳痿、遗精，女子宫冷不孕、白带清稀、小腹冷痛等症。

【用法】佐餐食用。

### 冰糖冬瓜子汤

【组成】冰糖、冬瓜子各 30 克。

【制法】将冬瓜子洗净捣成末，放在碗中，加入冰糖，冲入开水，用文火隔水炖熟即成。

【功效】补中益气，清热利湿，适用于湿毒型带下、肺痈等。

【用法】日服 2 次，连服 5～7 天。

### 甲鱼山药汤

【组成】甲鱼 1 只（重约 250～500 克），山药 50 克，米醋适量。

【制法】先用米醋炒甲鱼，再与山药同放锅内煮汤，熟后吃肉饮汤。

【功效】温肾益脾,固涩,适用于肾气不足型带下症,症见带下清稀、色白如涕、或赤白相兼、带量甚多、连绵不断,但臭气不明显,或小便频数、腰痛如折、腿软无力、自觉腹冷、面色苍白、大便溏泄、舌淡、舌苔白滑、脉沉细。

**肉桂附子鸡蛋汤**

【组成】肉桂3克,熟附子9克,乌骨鸡的鸡蛋1个。

【制法】先将肉桂和熟附子入锅煎汤,去渣取汁,再打入鸡蛋,同煮至蛋熟。

【功效】健脾补肾,止带,适用于虚寒型白带异常,症见带下清稀如水或色白如涕、量多无臭、腰部酸痛、四肢不温、神疲乏力或下肢浮肿、纳差便溏、面色无华、舌淡苔白、脉弱。

【用法】吃蛋喝汤。

# 胎动不安

**苏梗砂仁莲子汤**

【组成】苏梗9克,砂仁5克,莲子60克。

【制法】将莲子去皮、心,放在陶瓷罐中,加水500克,用文火隔水烧至九成熟后倒在砂锅里,加入苏梗、砂仁,再加水250克,用文火煮沸至莲子熟透即成。

【功效】行气,滋肾,补肝,安胎,适用于胎动不安等。

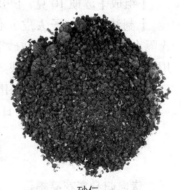

砂仁

【用法】吃莲子饮汤,日服1~2次。凡阴虚有热者不宜服用。

**阿胶鸡蛋汤**

【组成】阿胶10克,食盐适量,鸡蛋1个。

【制法】先将阿胶用水200克烊化,再将鸡蛋调匀后加入阿胶水中煮成蛋花,加入食盐少许调味即成。

【功效】补血，滋阴，安胎，适用于阴血不足所致的胎动不安、烦躁等。

【用法】饭前空腹食用，日服1～2次。

**二莲蛋黄汤**

【组成】莲子、百合各30克，莲须12克，红枣4枚，鸡蛋2个。

【制法】先将以上前4味洗净，红枣去核，莲子去心，入锅，加水适量，武火煮沸后改用文火煮约1小时，然后把鸡蛋打破，取蛋黄放入汤中，至蛋黄刚熟即成。

【功效】养心除烦，安神固胎，适用于妊娠后阴血不足，症见虚烦不眠、心中烦闷、心悸心慌、多梦易醒、舌红苔少、脉细数。

【用法】吃蛋喝汤，可加少量糖调服。凡脾胃虚寒者不宜服用。

## 流 产

**苏梗陈皮莲子汤**

【组成】苏梗10克，陈皮6克，莲子60克。

【制法】将莲子去皮、心，放在陶瓷罐中，加水500克，用文火隔水煮至九成熟后倒在砂锅里，加入苏梗、陈皮，再加水250克，用文火煮沸至莲子熟透即成。

【功效】益气固中，适用于习惯性流产。

【用法】吃莲子饮汤，日服1～2次。

## 胎死腹中

**猪肉归身黄花菜根汤**

【组成】猪瘦肉150克，当归身、黄花菜根各15克，植物油、味精、精盐各适量。

【制法】将猪肉洗净切丝，黄花菜根洗净，将当归身洗净入布袋，一同入锅，加水适量；先用武火煮沸，再转用文火炖煮30分钟左右，酌加植物油、精盐，待肉熟烂后停火，去药袋，加入味精即成。

【功效】益气补血，和血通脉，适用于气血亏虚所致的身体瘦弱、头晕目眩，疲倦乏力、闭经、胎萎不长等症。

【用法】饮汤吃肉。

## 产后腹痛

### 当归生姜羊肉汤

【组成】羊肉500克，当归75克，生姜75克，八角、桂皮各适量，精盐少许。

【制法】先将当归、生姜入布袋，用线扎好，与洗净切成块的羊肉一同入锅，然后加八角、桂皮和清水适量，文火焖煮至羊肉烂熟，去八角、桂皮和药袋即成。

【功效】散寒补血，温脾健胃，调经散风，抗老延年，适用于血虚畏寒、产后血虚腹痛、痛经、月经不调、经期头痛、乳胀、经血衰少、子宫发育不良、胎动不安、习惯性流产、面色苍白、血枯经闭，以及男子肾阳虚所致的腰膝冷痛、阳痿等症。健康人经常服用，可强身健体，益寿延年。

【用法】吃肉喝汤，分次食用。

## 产后恶露排出不畅

### 桃仁莲藕汤

【组成】桃仁10克，莲藕250克，精盐适量。

【制法】先将莲藕洗净切成块，然后与洗净的桃仁一同放入砂锅中，加清水适量，煮汤，加精盐调味即成。

【功效】活血，破瘀，适用于产后恶露排出不畅、经闭等症。

【用法】饮汤吃莲藕。

## 产后血虚

### 归芪红枣鸡蛋汤

【组成】当归6克，黄芪30克，红枣12个，鸡蛋4个。

【制法】将鸡蛋煮熟，去壳；当归、黄芪、红枣（去核）洗净；

全部用料放入砂锅中,加水适量,武火煮沸后改用文火煮约30分钟,调味即成。

【功效】益气养血,润泽肌肤,适用于气虚血弱型痛经,症见面色萎黄、肌肤无华;或妇女行经不畅、产后血虚头晕、血虚劳热等症。

【用法】日服1剂,凡感冒发热、肠胃积滞者不宜服用。

### 章鱼木瓜汤

【组成】章鱼60克,番木瓜500克,猪尾1条(重约750克,连尾骨),花生仁100克,红枣10克,精盐适量。

【制法】将猪尾刮去毛,割去肥肉,洗净,斩碎;取半生半熟的番木瓜刨去皮,去掉内核,切厚片;章鱼浸发,撕开;红枣去核,花生仁洗净,与猪尾、番木瓜、章鱼一同放入砂锅内,加水适量,用武火煮沸后再转用文火炖3小时,加精盐调味即成。

【功效】补血通乳,强壮腰膝,适用于产后血虚,症见腰膝酸软、头晕眼花、面色无华、乳汁稀少者。

【用法】佐餐食用。

### 猪蹄当归汤

【组成】猪蹄2只,当归30克,精盐适量。

【制法】先将猪蹄刮毛洗净,当归装入纱布袋中,一同入锅,然后加适量的清水,小火清炖至肉烂,加精盐调味即成。

【功效】养血通乳,适用于产后血虚、乳汁不下者。

【用法】吃肉喝汤。

## 产后缺乳

### 鲢鱼丝瓜汤

【组成】鲢鱼1条,丝瓜30克,精盐、生姜适量。

【制法】将丝瓜去皮洗净切成段,鲢鱼去鳞、鳃及内脏,洗净,一同放入锅内,加入生姜、精盐和清水适量,然后用武火煮沸,再转用文火慢炖至鱼肉熟烂即成。

【功效】温补气血,生乳通乳,适用于妇女产后气血亏虚所致的乳汁分泌不足者。

【用法】饮汤吃鱼肉。

### 猪蹄芪归汤

【组成】猪蹄2只,党参、当归、黄芪、虾米各30克,通草9克。

【制法】先将党参、当归、黄芪、通草装入纱布袋中,然后将猪蹄刮毛洗净,与药袋、虾米一同入锅,加适量的清水,小火清炖至肉烂,再加少许精盐调味即成。

【功效】补气益血,通经下乳,适用于产后气血亏虚、乳汁不下。

【用法】吃肉喝汤。

### 带鱼番木瓜汤

【组成】带鱼150~250克,番木瓜200~300克,精盐适量。

【制法】先将半生半熟的番木瓜刨去皮,去掉内核,切厚片;然后将带鱼洗净,与番木瓜一同放入砂锅内,加水适量,用武火煮沸后再转用文火炖至熟烂,加精盐调味即成。

【功效】补气血,增乳汁,适用于产后乳汁不足、纳少等症。

【用法】佐餐食用。

### 鲫鱼猪蹄汤

【组成】鲜鲫鱼1条(重约200克),猪蹄1只,通草6~9克。

【制法】先将猪蹄刮毛洗净;鲫鱼去鳞、鳃及内脏,洗净后与猪蹄、通草一同放入锅内,加水适量,再加少量精盐、生姜等调料,用中火煮30分钟左右,至汤色呈乳白色即成。

【功效】补气养血,增乳,适用于妇女产后气血亏虚所致的乳汁分泌不足者。

【用法】饮汤吃鱼肉和猪蹄。

### 鲫鱼黄豆芽汤

【组成】鲜鲫鱼1条,黄豆芽30克,通草3克。

【制法】先将鲫鱼去鳞、鳃及内脏,然后以水炖煮,加入黄豆芽和通草,待鱼熟汤成后去通草即成。

【功效】温中下气,利水通乳,适用于胃气不足、不能生化乳汁、乳脉不通、乳汁分泌不足,以及脾胃功能减弱所致水湿潴留而水肿者。

【用法】不拘时食用。

### 黄芪猪肝汤

【组成】猪肝 500 克,黄芪 60 克,精盐适量。

【制法】先将猪肝洗净,切成薄片,黄芪切成片后入布袋,然后一同放入锅内,加水适量,用武火烧沸,再转用文火煨,熟后去药袋不用,稍加精盐调味即成。

【功效】益气、养血、通乳,适用于产后气虚血亏所致乳汁甚少并伴有面色苍白、气短自汗、乏力怠惰等症。

【用法】不拘时食用。

### 黄酒鲜虾汤

【组成】新鲜大虾 100 克,黄酒 20 克。

【制法】将大虾剪去须足,洗净,加清水煮汤,再加入黄酒即成。

【功效】通乳,适用于产后体虚、乳汁不下。

【用法】吃虾饮汤。

### 猪蹄瓜菇汤

【组成】丝瓜 250 克,香菇 30 克,猪蹄 1 只,豆腐 100 克,姜丝、精盐、味精各适量。

【制法】先将香菇用水泡后洗净,丝瓜洗净后切成片,猪蹄洗净后剁开;然后将猪蹄放入锅中,加水适量煮约 10 分钟,再加入香菇、姜丝、精盐,慢炖 20 分钟,再下丝瓜、豆腐,炖至肉烂熟离火,加入味精即成。

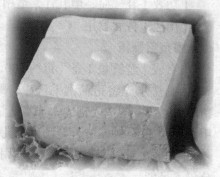

豆腐

【功效】养血,通络,下乳,适用于产后体质虚弱、乳汁不足者。

【用法】佐餐食用。

### 山甲当归母鸡汤

【组成】穿山甲 15 克,当归 10 克,老母鸡 1 只。

【制法】将老母鸡宰杀,去毛及内脏,洗净;穿山甲、当归用纱布包好,与母鸡一同放入砂锅中,炖至鸡肉烂熟;去药袋,稍加调味即成。

【功效】补血通乳，适用于产后缺乳。
【用法】吃肉喝汤。

### 猪蹄花生汤
【组成】猪前蹄 1 只，花生仁 50 克，香菇 20 克，精盐适量。
【制法】先将猪蹄去甲去毛，洗净后剁开，与洗净的花生仁、香菇一同放入锅中，加入精盐和清水适量，然后用武火煮沸，再转用文火煎熬 2 小时以上，至猪蹄熟烂即成。
【功效】补气养血，滋阴增乳，适用于产后气血不足引起的乳汁不下。
【用法】饮汤吃猪蹄、花生、香菇，可分次食用，1 日内吃完。

### 鹿肉红枣汤
【组成】鹿肉 150 克，红枣 20 克，生姜适量。
【制法】先将鹿肉洗净，骨头拍破，与洗净的红枣一同放入砂锅，加入清水适量和生姜，然后用武火煮沸，撇去浮沫，再转用文火炖 2～3 小时，至鹿肉熟烂即成。
【功效】益气养血，补虚增乳，适用于气血不足、心悸气短、神疲乏力、妇女产后乳汁不下等。
【用法】佐餐食用，凡阳热亢盛和阴虚内热者不宜服用。

# 回乳断奶

### 花椒红糖汤
【组成】花椒 12 克，红糖 30 克。
【制法】先将花椒洗净，加水 400 克，煎至 250 克，再加入红糖调匀即成。
【功效】散寒下气，适用于回乳断奶。
【用法】日服 1 剂，连服 3 天。

### 大麦芽汤
【组成】大麦芽 50 克。
【制法】将大麦芽洗净，加水 400 克，煎至 250 克即成。
【功效】益气调中，宽中下气，适用于回乳断奶。
【用法】日服 1～2 次，以回乳为度。

## 乳 痈

**金针猪蹄汤**

【组成】鲜金针菜根 24 克（或干金针菜 15 克），猪蹄 1 只。

【制法】将鲜金针菜根、猪蹄洗净，一同入锅，加水同煮至烂即成。

【功效】清热消肿，通经下乳，适用于乳腺炎、乳汁不下。

【用法】吃肉喝汤，连吃 3~4 次。

**豆腐大飞扬草汤**

【组成】豆腐 250 克，大飞扬草 15~30 克（或鲜品 30~60 克），精盐适量。

【制法】将大飞扬草洗净，与豆腐一同放入砂锅中，加水 1000 克煎至 400 克，加精盐调味即成。

【功效】清热，解毒，通乳，适用于产后排乳不畅、早期急性化脓性乳腺炎等症，并可用于防治乳腺癌。

【用法】饮汤吃豆腐。

## 不 孕 症

**羊肉虫草汤**

【组成】羊肉 750 克，冬虫夏草 20 克，怀山药、蜜枣各 30 克，枸杞子 15 克，生姜 6 克，精盐适量。

【制法】先将羊肉洗净切块，入沸水锅中余一下，然后与洗净的冬虫夏草、怀山药、枸杞子、生姜、蜜枣一同放入砂锅内，加水适量，用武火煮沸后再转用文火炖 3 小时，加精盐调味即成。

【功效】温补肝肾，益精壮阳，适用于肝肾两虚之妇女带下、宫冷不孕、子宫发育不良，以及男子精少不育、阳痿早泄、腰酸脚软、夜尿频多等症。

【用法】佐餐食用，凡外感发热、湿热内盛者不宜服用。

### 雀肉仙茅汤

【组成】麻雀、红枣各10个,仙茅15克,芡实60克,精盐适量。

【制法】将麻雀去毛、内脏和脚爪,洗净;红枣洗净去核,与洗净的仙茅、芡实和麻雀一同放入砂锅内,加水适量;用武火煮沸,再转用文火炖2小时,加精盐调味即成。

【功效】温肾壮阳,适用于妇女带下、宫冷不孕、子宫发育不良以及男子肾阳不足、阳痿早泄、小便频数、性欲淡漠等症。

【用法】佐餐食用,凡阳虚火旺者不宜服用。

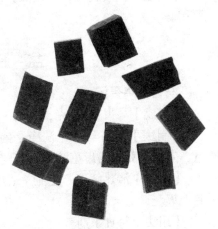

阿胶

### 鹿肾阿胶汤

【组成】鹿肾、阿胶各适量。

【制法】先将鹿肾熬胶,再与阿胶合服。

【功效】补肾壮阳,益精,适用于妇女不孕、血虚、腰膝酸痛等症。

【用法】日服2次,每次服5克。

## 子宫脱垂

### 鳝鱼汤

【组成】鳝鱼2条,黄酒、葱、生姜、精盐、味精各适量。

【制法】先将鳝鱼剖开去骨、内脏、尾、头,洗净切丝,放入锅内,再加黄酒、葱、生姜、精盐和清水适量,用武火烧沸,撇去浮沫,再转用文火炖煮约30分钟,加入味精即成。

【功效】补气固脱,升提举陷,适用于中气下陷、脱肛、内痔出血、子宫脱垂等症。

【用法】佐餐食用，凡发热、阴虚内热、疟疾、胸腹胀满者不宜服用。

## 盆 腔 炎

### 马齿苋鸡蛋汤

【组成】马齿苋 60 克，鸡蛋 3 个。

【制法】先将马齿苋洗净，捣烂取汁；再将鸡蛋去壳，加水适量，煮熟，兑入马齿苋汁即成。

【功效】清热解毒，止血，适用于月经过多、月经色深有块及盆腔炎等。

【用法】每日 1 剂。

### 香椿根皮汤

【组成】香椿根白皮 33 克（或鲜品 66 克），白糖 50 克。

【制法】将香椿根白皮洗净，放入锅内，加水煎成浓汤，去渣后加入白糖即成。

【功效】清热解毒，适用于实热型慢性盆腔炎。

【用法】重症者日服 2 次，轻症者日服 1 次，连服 7 天为一疗程。

下篇

粥膳

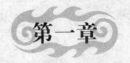

# 第一章
# 粥膳基本常识

## 粥膳——人间第一补物

粥膳祛病是我国传统医学中古老而独特的疗法，是祖国医学宝库的重要组成部分，并具有十分悠久的历史。

我国第一部农书《夏小正》中指出："初俊羔助厥母粥。俊也者，大也；粥也者，养也。"到了周朝，《礼记·月令》中也有"仲秋之月，养衰老，授几杖，行（赐）糜粥饮食"的记载。由此可见，远在两三千年前，我们的祖先就懂得应用粥膳来防病治病了。

另外，在湖南长沙马王堆汉墓出土的医书中就有服食青粱米粥治疗蛇咬伤和用加热的石块煮米汁的火齐粥内服治疗肛门痒瘤的粥疗方。有关专家研究证实，这批出土的医书大约在春秋战国时期成书，可以说，这两种粥疗方是我国最早的粥膳祛病方法。《黄帝内经》中有"药以祛之、食以随之""谷肉果菜，食养尽之"的论述，这种以药治病，以食扶正的论述，正是粥膳祛病的理论基础。

到了汉末，粥膳已正式列入医疗方。东汉末年名医张仲景在其所著的《伤寒杂病论》一书中，记载了很多米药合用的名方，如"白虎汤""桃花汤""竹叶石膏汤"等，在其配方中均有粳米，并指出要待"米熟汤成，去渣"服用。

隋代巢元方的《诸病源候论》中记载："肠但出不断者，当作大麦粥，取其汁持洗肠，以水渍内之，当作研米粥饮之。二十余日稍作强糜食之。"

唐代著名医学家孙思邈在其《备急千金要方》一书中列有"食治"一门，并收集了民间谷皮糠粥治疗因维生素缺乏所致的脚气病、羊骨粥补阳气等粥疗方。唐代孟诜的《食疗本草》也载有"茗粥""柿粥""秦椒粥""蜀椒粥"4方，但此书的原书已经散佚，此4方是后人从敦煌石窟残卷中发现的。唐代医家昝殷的《食医心鉴》一书中也收有粥膳57方，并分为中风、心腹冷痛、五种噎病、七种淋病、小便数、五种赤白肠滑、五种痔病下血、妇人妊娠及产后诸病、小儿诸病九类，书中详细介绍了各个粥方的组成、用量、熬煮方法、功效等，为后世的粥膳祛病实践奠定了坚实的基础。

到了宋代，粥膳祛病又有了新的发展，无论医界还是民间，都盛行用粥膳来防病治病，并积累了极为宝贵的粥膳食疗方。例如，《圣济总录》中收集了粥膳113方，如苁蓉羊肾粥治疗虚劳症、生姜粥治反胃呕吐、补虚正气粥治疗慢性泄泻等。宋代官方组织编纂的《太平圣惠方》中记载粥膳方129方，其中的麻子粥、薏苡仁粥、黑豆粥等一直为后人所喜用。此外，宋代陈直所著的《养老奉亲书》，收载了适合中老年人养生延年的粥膳方43方，经后世临床验证，其疗效都非常理想。

到了明代，大医药学家李时珍指出："五谷为养。麻、麦、稷、黍、豆，以配肝、心、脾、肺、肾。"可见五谷都是煮粥的良品，对防病治病有着重要的作用。清人王士雄的《随息居饮食谱》中说："粳米甘平，宜煮粥食，粥饭为世间第一补物。"这正说明粥膳的祛病功效。

至清代，粥膳祛病又有了新的发展。清人曹廷栋所著的《老老恒言》五卷中即有粥谱，载有煮粥方100种（分为上品36种、中品27种、下品37种），多为作者自身经验之谈。此外，黄云鹄著的《粥谱》一书内容更丰富，选有各种粥膳200多种。从以上这些古籍中可以看出，以粥膳祛病的方法在我国有着极为悠久的传统。

到了近代，许多医家都擅长采用粥膳祛病，粥膳的食疗方法得到了更为广泛的应用和普及，其中既有老粥新用，亦有新创方，如名医张锡纯的"珠玉二宝粥""三宝粥"等粥膳；著名老中医蒲辅周用芫花根皮煮粥治疗疯狗咬伤，邹云翔教授用荷叶粥治疗老年人高血压、高脂血症，岳美中教授用黄芪粥治疗慢性肾炎，著名老中医沈仲圭用神仙粥防治感冒等，都取得了一定的治疗效果。

随着时代的发展，粥膳的防病治病作用越来越受到人们的重视，现代人已经从单纯地追求填饱肚子发展到将粥膳作为防病治病的常用手段之一。如今，喝粥已经成为一种时尚的祛病保健方式，对于防治疾病、增强体质以及防止衰老、延长寿命等无疑具有十分积极的作用。

粥，从充饥到祛病，到滋养保健，上下几千年，同样反映了时代的发展和进步。"世上无如吃饭难""粥是贫困潦倒的无奈"，在社会高度发展的今天，这些固有观念都从人们内心深处消失了。粥膳，作为饮食中的一部分，作为养生保健的一种手段，已经越来越受到人们的喜欢。

## 粥膳的适用范围

### 1. 用于预防疾病

以药粥预防疾病，前人早有实践，膳方很多，效果亦好。例如，唐代孙思邈的《备急千金要方》中就载有用米皮糠煮粥以预防脚气病复发；明代李时珍在《本草纲目》中载有用胡萝卜粥来防治高血压的膳方；今人《食物疗法》一书介绍，常吃玉米粉粥，可以预防心血管疾病。近年来还出现了用薏苡仁煮粥，预防恶性肿瘤的膳方。

时至今日，我国民间还有沿用古方绿豆煮粥用以预防中暑的习俗。

熬粥、喝粥是中国传统的饮食方法。粥膳之所以能起到养生保健作

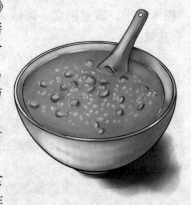

玉米面粥

用，一是因为它将原料的营养成分，经过火的熬制充分溶于水中，容易被人体吸收；二是原料经过长时间的熬制，去掉了异味或不利健康的偏性而产生出美味，使营养成分得到充分保留；三是原料经过熬制后变得软、酥、烂，食用后不伤胃脾，还能促进血液循环，从而起到养生保健作用。

### 2. 用于急性病的辅助治疗

在治疗某些急性病的过程中，如配合服用适当的药粥，疗效则更为理想。前人有不少粥膳方，就是专门用以配合治疗急性病的食疗方剂。如《食物疗病常识》一书中的"神仙粥"，用于治疗急性"四时疫气流行"。该方既可单独使用，也可作为治疗急性病的辅助食疗。

### 3. 用于病后及妇女生产后的调理

人们患病初愈或妇女生产后，身体还未完全恢复健康时，都希望吃一些滋养补益的食品以促使身体早日恢复健康。老中医们认为，病后或产后用米粥调理最为稳妥。这是因为，无论病后或妇女生产后，人体生理机能减退，胃肠薄弱，消化力降低，米粥不仅营养丰富，而且极易消化吸收，又能补充能量。清代名医王廷栋说过："病人或产后粥养最宜。"如果再配合一定的中药煮粥，用于病后或产后调养，那就更加理想。例如，高热病后，无论是感冒高热或流脑、乙型脑炎愈后，由于高热伤津，阴液不足，所以老中医常用养阴清热的中药以善病后，如选用具有生津、止渴、清热的芦根粥、蔗浆粥等，可起到一举两得的效果；又如肺炎病后，高热虽退，但患者仍感觉口渴、干咳，这时吃些沙参粥、花粉粥，也颇为适宜，既止咳、养肺，又有利于身体的尽快恢复；再如，妇女生产后，不仅体质虚弱或贫血，还有一段通乳汁、排恶露的生理过程，此时如吃一些猪蹄粥或莴苣子粥以帮助下奶，或服用益母草粥养血排瘀，促进子宫的修复，不失为一种理想的调理方法。

### 4. 用于慢性病人的自我调养

慢性病患者是非常痛苦的，往往要长年挂号看病，不断吃药打针，但仍然不能从根本上解决问题。可见许多慢性病单纯依靠药物治疗是不易收到预期效果的。如果配合药粥作为辅助食疗，并能坚持长期服食，往往能收到意想不到的效果。如长期患有高血压的患者，可以经常吃些决明子粥、芹菜粥、木耳粥；高脂血症的患者，可以长期服食泽泻粥、何首乌粥、玉米粉粥；又如糖尿病的患者，若长期食用玉米粉粥、葛根粉粥、山药粥，不但解决了日常营养摄入的问题，还能达到治病的目的，真可谓一举两得。

## 熬粥的技巧

清代文人袁枚在《随园食单》中自拟了好粥的标准："见水不见米，非粥也；见米不见水，非粥也。必使米水融合，柔腻如一，而后谓之粥。"要想使粥达到以上标准，熬粥的技巧必不可少。

（1）选用原料

煮粥用的米，以新米为好，而且粳米与糯米掺杂使用效果更佳。俗话讲"巧妇难为无米之炊"，米是熬粥的基本原料，一定要选择当年新鲜、无杂质的新米。使用陈米煮粥不仅没有营养价值，还会影响身体健康，须知发霉的谷物所产生的黄曲霉菌是公认的致癌物质，因此不能图便宜而影响健康。

（2）淘米与泡米

淘米是保证粥的质量的关键步骤之一，旧时民间常用的方法是竹箩淘米法。此淘洗法用水量大、较容易淘洗干净，现代城市居民用盆或电饭锅淘洗，至少淘洗两遍，淘洗速度要快，同时拣掉杂质。

煮粥前先将净米用冷水浸泡 1～2 小时，以使米粒发涨。这样做的好处是熬起粥来节省时间。天热时泡的时间可稍短，天冷时泡 3～4 小时也可以。

（3）用开水熬粥

煮粥的水，一般用井水或泉水，城镇居民大多数用经过过滤的自来水。人们常常有这样的困惑：究竟是用冷水煮粥好还是用开水煮粥好？答案是用开水煮粥好。一是因为水在烧开的过程中，会将其中的杂质如氯气等析出，所以烧开的水要比冷水干净、卫生；二是开水下锅不会粘锅底，而且比冷水熬粥更省时间。

（4）熬粥时火候是关键

煮粥时火候是关键。火有武火（大火、急火）、文火（小火）之别，必须注意并掌握，火候不足则香味不出，太过则味道丧失。一般熬粥先用武火煮开，再转文火熬煮约30～60分钟，让粥汤小滚至熟。别小看火的大小转换，粥的原始香味正是由此而出，具体熬煮时间可根据原料脾性不同延长或缩短。

药粥在煎煮过程中，更要按照书中推荐的方法进行，因为每一味药物都有不同的药性，而且又分动物、植物、矿物等不同的类型，其配方原料在质量轻重上亦有明显的区别。因此，要使得每一味药物在药粥中发挥应有的效用，就必须根据具体情况严格地掌握火候和煎煮时间。如薄荷、荷叶等质量轻而易挥发的药物煮粥时就要采用文火，慢慢地煮熟，不宜用武火猛煎或久煎，以免药物的有效成分挥发；再如磁石、滑石等质量重的矿物类药物，在煮粥时，就必须采用武火猛煎，且时间要长，才能将其有效成分煎出来；再如金银花、菊花等花类药物，在煮粥时，既不宜使用文火，亦不宜使用武火，因此就采用中火烧沸，然后改用微火煮熟即可。

（5）搅动及点油

我们煮粥时之所以间或搅拌，是因为怕粥糊底，既然没了冷水煮粥糊底的担忧，为什么还要搅动呢？答案是为了出稠，也就是让米粒颗颗饱满，粒粒软糯。

搅动的技巧是：开水下锅时搅几下，盖上锅盖转至文火熬20分钟时开始不停地搅动，持续约10分钟，至呈酥稠状出锅为止。

煮粥也要放油？是的，粥改文火后约10分钟时点少许色拉油，你会发现不光成品粥色泽鲜亮，而且入口也别样鲜滑。

（6）粥底、辅料分开煮

大多数人煮粥时习惯将所有的东西一股脑倒进锅里，其实这是不科学的，百年老粥店绝不这样做。为了适应各种食客的口味，百年老店熬粥时，粥底是粥底、辅料是辅料，分开制作。先将大米粥、小米粥、紫米粥、玉米粥做成四种基本粥，即粥底。再将其他原料煮的煮、焯的焯，最后根据不同的需要勾兑出各种美味的粥，有的也可以最后再搁在一块儿，熬煮片刻（绝不超过 10 分钟）。这样熬出的粥品清爽不浑浊，每样原料的味道都熬出来了且又不串味。特别是辅料为肉类及海鲜时，更应将粥底和辅料分开制作成熟。

（7）熬粥的锅和盛粥的器皿也很有讲究

熬粥的器皿应选用砂锅、铁锅、不锈钢锅，熬好的粥应在不锈钢盆、瓷盆或搪瓷盆中存放，凉至 30℃左右食用。铝锅、铝盆因熬粥时间长、存放时间长容易使锅中的氧化铝析出污染食品。如煮药粥，应选用砂锅为好，如果没有砂锅，也可用搪瓷容器代替，一般不用铁锅、铜锅、铝锅。按照中医传统习惯，煎熬中药最好是用砂锅，因为砂锅煎熬中药，能使药物的有效成分充分析出，并可避免用铁锅煎熬所引起的一些不良的化学反应。

（8）绝对禁止使用人工添加剂

很多人为了省工、省事，熬粥时放上小苏打、食用碱等人工添加剂，这样不利于健康，因为苏打和碱中的钠成分长期食用对人体有害。

煮粥时，加碱可使粥易熟，煮成的粥质地黏滑，所以有些人煮粥时习惯加入微量的碱面。但从营养学角度看，碱会破坏米、面中的各种维生素，所以煮粥时为了更好地保护粥中的营养成分，以不加碱为好。

煮玉米粥时，因为玉米中含有较多的烟酸，是人体必需的一种维生素，一旦缺乏便易患癞皮病，还伴有口腔炎、舌头发炎等症状。然而，玉米中的烟酸若不进行分解，有一半以上不能被胃肠吸收。如果煮玉米粥时采用文火慢煮，此时的烟酸就会变成另外一种物质，被肠胃的吸收率就会明显增加，这无疑对人体是有益的。

（9）夹生米饭可熬粥

煮饭时因中途断火或者提前揭锅以致米饭外熟里生，俗称"夹生"。这时候，米饭外面形成了一层黏稠的保护层，使热量无法进入，而加水熬粥就能解决米饭夹生问题。

通常来讲，有芡汁浓稠者为羹，水清者为汤，粥是加米的汤，而羹原料中不加米，汤也是根据不同原料配制，也是不加米的饮品。

(10) 养生粥四煮法

养生粥可加入不同种类、性味和作用的原料，形成不同风味的粥膳，其制作方法可归纳为如下几种：

①先取汁再煮粥。如具有补益作用的参苓粥，就是先将人参、茯苓、生姜加水煎煮，去渣取汁，再加入粳米中熬制而成。

②先煮粥后加料。如气味芳香的菊花粥，即是在米粥煮成后放入菊花，再稍煮一二沸即可。

③米与料同煮成粥。凡是可供食用的物料，如大枣、莲子、山药、薏苡仁、胡桃肉、龙眼肉等，都可与米同煮成粥服食。

④先取原汁，再入米煮粥。如各种风味的翡翠粥，是将绿色蔬菜（如菠菜、油菜等）榨成汁再与米同煮，使粥味清香爽口。

## 合理食粥，吃出健康

粥膳虽然具有制作简易、服食方便、疗效显著等优点，但它也有一个显著的缺点，就是要现煮现吃，不能长时间存放。若是存放时间过长，经冷却后的粥就会米水分离，不仅影响口感，甚至还会发馊变质，因此，在用粥的过程中要加以注意。

1. 辨证选方，合理使用

粥膳作为一种中医食疗方，在使用过程中，也应做到根据病情，辨证选粥。例如胃痛者，如属胃寒引起的胃痛，应吃温寒的干姜粥或槟榔粥。再如体质虚弱者，一定要根据气虚、血虚、阴虚、阳虚的不同类型，分别采用补气、补血、补阴、补阳的药粥，切不可笼统地来个"虚则补之"。假如气虚病人吃了补阴的天门冬粥或生地粥，不但达不到补益的目的，反而有壅滞之弊，服食以后会有胸膈懑闷、食欲减退等不良反应。另外，喝粥时粥的温度也颇有讲究，冬天应在30℃以下，夏天应在15℃以

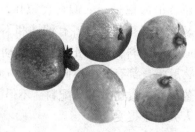

龙眼

下。因为粥的黏稠度大,不容易散热,温度过高容易烫伤食道和胃,甚至影响消化吸收或致病。

## 2. 因时食粥

由于中药有寒、热、温、凉等脾性,季节也有春、夏、秋、冬之分,因此我们应根据气候、季节的变化灵活选用各种风味养生粥,如春天温暖,宜升补,可选用山药粥、萝卜粥、菠菜粥等;夏天炎热,宜清补,应多食用清凉的荷叶粥、菊花粥、莲薏粥、竹叶粥、芦根粥等,可借以清热解暑,生津止渴;秋天干燥,宜平补,可选用芝麻粥、核桃粥、麦门冬粥等;冬季寒冷,宜温补,可进食羊肉粥、狗肉粥、肉苁蓉粥、鹿角胶粥,能起到温补元阳、暖中御寒的作用。我国民间习以春食荠菜粥,夏食绿豆粥,秋食藕粥,冬食腊八粥,就颇得四时食养之宜。

## 3. 因地选粥

由于中药有寒、热、温、凉等脾性,地理位置亦有东、西、南、北、中之别,因此我们应根据自己所处地域不同,结合具体时令,有选择地使用膳方,如地处北方,气温较低,应以食用温补性粥膳方;南方温暖多湿之地,应选化湿粥为好。此外,饮食习惯,南北有异,在煮制养生粥时也可适当照顾各个地域的不同的口味,适当添加一些调味品。由于我国是一个多民族的国家,地大物博、人口众多,加上南、北、东、西的地理位置不同,以及一年四季气候的区别,各地的风俗习惯也各有差异,所以在药物的调配上,还必须根据具体情况进行具体调整。如南方气候较热,人们又喜食甜味,煮粥时可以在粥中适当添加红糖、白糖或蜂蜜、糖浆等;北方气候寒冷,且人们喜食辣味,煮粥时,可以在粥中加入胡椒、生姜之类;靠近沿海地带,人们喜食咸味,煮粥时可以在粥中适当加入食盐。又如,有些药物也各有偏性和不同的怪味,在煮粥时,也必须加入适当的油料,以矫正其味。如动物性药粥,像羊肉粥、牛肉粥、动物肝粥,都有程度不同的腥膻气味,只要在煮制时适当加入五香粉、葱、姜、食盐等调味配料,不但能除去腥膻味,而且变得美味可口,人人乐于接受。

4. 因人选粥

因人选粥就是根据个人的年龄、性别、体质、生活习惯等不同特点，考虑选用何种粥。如小儿虽然气血未流，脏腑娇嫩，但生机旺盛，故须少用补益之粥；老年人元气已虚，常宜进补，故宜选用温补之粥。又如，人的体质有寒、热之偏，故阳虚畏冷宜温补，阴虚内热宜清补。

## 常见病食疗养生粥荟萃

1. 循环系统疾病

（1）高血压：芦荟豆腐粥，萝卜粳米粥，胡萝卜粥，木耳粳米粥，莲肉粳米粥，豆腐浆粥，决明子粥，石决明粥，绿豆粳米粥，地黄粳米粥，海带粳米粥，车前子粥，芹菜粳米粥，荷叶粳米粥，大蒜粳米粥，甜菜粳米粥，菠菜粳米粥，菊花粳米粥，菊苗粳米粥，葛根粉粥，淡菜粳米粥，虾米粳米粥。

（2）冠心病、动脉硬化：绿豆大枣粥，益母草白米粥，何首乌粥，莲肉粳米粥，萝卜粳米粥，木耳粳米粥，豆腐浆粥，松仁粳米粥，菊苗粳米粥，海带粳米粥，淡菜粳米粥，虾米粳米粥。

（3）高脂血症：泽泻粳米粥，冬瓜粳米粥，玉米粉粥，何首乌粥，荷叶粳米粥，菊花粳米粥，菊苗粳米粥，海带粳米粥，淡菜粳米粥，虾米粳米粥。

（4）糖尿病：燕麦粥，荞麦粥，莜麦粥，大麦粥，山药粳米粥，枸杞子粥，胡萝卜粥，葛根粉粥，地黄粳米粥，玉米粉粥。

（5）慢性肝炎：黄芪粳米粥，大枣粳米粥，胡萝卜粥，枸杞子粥，动物肝粥，菠菜粳米粥，酥蜜粳米粥。

（6）急性肝炎：茵陈粳米粥，栀子仁粥，梨汁粳米粥，动物肝粥，金钱草粥。

（7）贫血：人参粳米粥，当归粳米粥，牛乳粳米粥，人乳粳米粥，鸡汁粳米粥，鸭汁粳米粥，菠菜粳米粥，大枣粳米粥，山药粳米粥，党参粳米粥，黄芪粳米粥，熟地粳米粥，枸杞子粥，动物肝粥。

（8）血小板减少症：木耳粳米粥，黄芪粳米粥，花生粳米粥，大枣粳米粥。

2. 消化系统疾病

（1）慢性肠胃病：山楂粳米粥，菜叶粳米粥，山药粳米粥，干姜粳米粥，生姜粳米粥，吴茱萸粥，良姜粳米粥，甘松粳米粥，藿香粳米粥，白茯苓粥，砂仁粳米粥，槟榔粳米粥，胡椒粳米粥，肉桂粳米粥，乌头粳米粥，鸡内金粥，扁豆粳米粥，芡实粳米粥，赤小豆粥，菱角粳米粥，莲藕粳米粥，薏苡仁粳米粥。

（2）急性肠炎：马齿苋粥，苋菜粳米粥，大蒜粳米粥，藿香粳米粥，车前子粥。

（3）五更泻：芡实粳米粥，荔枝粳米粥，胡桃粳米粥，吴茱萸粥，乌梅粳米粥，大枣粳米粥。

（4）慢性便秘：无花果粥，肉苁蓉粥，何首乌粥，松仁粳米粥，牛乳粳米粥，芝麻粳米粥。

（5）胃及十二指肠溃疡：山药粳米粥，阿胶粳米粥，白及粳米粥，白茯苓粥，芡实粳米粥。

3. 五官科疾病

（1）夜盲症：胡萝卜粥，动物肝粥。

（2）口臭：荔枝粳米粥。

（3）近视眼：枸杞子粥，萸肉粳米粥。

4. 生殖系统疾病

（1）乳尿：荠菜粳米粥。

（2）胎动不安：鲤鱼粳米粥，艾叶粳米粥，当归粳米粥。

（3）小便不利：车前子粥，车前叶粥，薏米粥，滑石粳米粥，淡竹叶粥。

（4）月经不调、痛经：茴香粳米粥，艾叶粳米粥，当归粳米粥，肉桂粳米粥。

（5）遗精、早泄：芡实粳米粥，金樱粳米粥，莲肉粳米粥，萸肉粳米粥，龙骨粳米粥，韭菜粳米粥。

（6）肾虚腰痛：栗子粳米粥，胡桃粳米粥，山药粳米粥，熟地粳米粥。

（7）阳痿：肉苁蓉粥，人参粳米粥。

5. 呼吸系统疾病

（1）感冒、流感、急性支气管炎：白萝卜粳米粥，生姜粳米粥，葱白粳米粥，豆腐浆粥，苏子粳米粥，萝卜子粥，薄荷粳米粥，菊花粳米粥，神仙粥，荷叶粳米粥，贝母粳米粥，杏仁粳米粥，发汗豉粥，牛蒡子粥，枇杷叶粥。

（2）慢性气管炎：山药粳米粥，佛手粳米粥，人参粳米粥，黄芪粳米粥，胡桃粳米粥，苏子粳米粥，贝母粳米粥，杏仁粳米粥。

6. 其他综合杂症

（1）神经衰弱、失眠、记忆力减退：天麻脑粥，何首乌粥，磁石粳米粥，木耳粳米粥，牛乳粳米粥，人参粳米粥，酸枣仁粥，百合粳米粥，柏子仁粥，夜交藤粥。

（2）水肿：车前子粥，车前叶粥，冬瓜粳米粥，白茯苓粥，赤小豆粥，淡竹叶粥，梨叶粳米粥，萹蓄粳米粥，泽泻粳米粥，薏苡仁粳米粥，牵牛子粥，滑石粳米粥，葫芦粳米粥。

（3）自汗、盗汗：黄芪粳米粥，酸枣仁粥，龙骨粳米粥。

（4）预防中暑：绿豆粳米粥，荷叶粳米粥，薄荷粳米粥，藿香粳米粥，菊花粳米粥，菊苗粳米粥，白扁豆粥。

（5）温热病发热口渴：竹沥粳米粥，蔗浆粳米粥，梨汁粳米粥，石膏粳米粥，麦门冬粥，石斛粳米粥，荷叶粳米粥，绿豆粳米粥，葛根粉粥，芦根粳米粥。

（6）脱发、头发早白：何首乌粥，枸杞子粥，黑芝麻粳米粥，荬肉粳米粥。

（7）风湿痹痛：牛茎叶粥，薏苡仁粳米粥。

（8）更年期综合征：山药粳米粥，大枣粳米粥，何首乌粥，荠菜粳米粥，胡萝卜粥，当归粳米粥，合欢花粥，益智仁粥，荬肉粳米粥，人参粳米粥。

（9）体质虚弱：鸡汁粳米粥，鸭汁粳米粥，羊肉粳米粥，黄芪粳米粥，人参粳米粥，党参粳米粥，山药粳米粥，大枣粳米粥，芝麻粳米粥，薏苡仁粳米粥，何首乌粥，莲肉粳米粥，狗肉粳米粥，牛乳粳米粥，人乳粳米粥。

（10）各种出血症：莲藕粳米粥，阿胶粳米粥，荠菜粳米粥，柿饼粳米粥，茅根粳米粥，木耳粳米粥，荷叶粳米粥。

（11）脚气病：薏苡仁粳米粥，谷皮糠粥，赤小豆粥。

# 第二章

# 粥膳原料的食用功效

俗话说:"巧妇难为无米之炊。"原料是烹饪的基础,有什么样的原料就能做出什么样的粥饭。原料千变万化,而不变的只是一个"粥"字,因此能熬千百种不同风味的美味粥靠的是形形色色的原料。

## 谷物类原料

**粳米**

粳米又叫大米,其味甘而淡,性平,能补脾胃,使脏腑血脉精髓充溢,筋骨肌肉强健。《本草经疏》说粳米"为五谷之长,人相赖以为命也"。《随息居饮食谱》认为,粳米"宜煮粥食……以其较籼米为柔,而较糯米不黏也"。

粳米含有75%以上的淀粉,8%左右的蛋白质,少量脂肪和B族维生素,还含有乙酸、琥珀酸、甘醇酸、柠檬酸等多种有机酸以及葡萄糖、果糖、麦芽糖等单糖成分。粳米谷皮和米粉层中含有各种维生素和无机盐类,故烧煮前不宜多淘洗。

**糯米**

糯米为禾本科植物糯稻的种仁,其性味甘平,具有补中气、暖脾胃等功效。"糯米,益气补脾肺,但磨粉做稀糜,庶不黏滞,且利小便,以滋肺而气下行矣。"糯米性极柔黏,较难消化,故脾胃虚弱者及有病之人不宜食

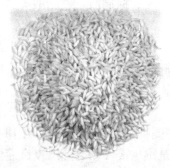

糯米

用,糯米的营养成分与粳米大致相同。

**粟米**

粟米即小米,为禾本科粟的种仁,其性味甘咸凉,陈粟米则性寒,具有和中、益气、止痢、解烦闷、利小便等功效。《日用本草》说粟米"和中益气,止痢,治消渴,利小便,陈者更良"。《本草纲目》说:"煮食益丹田,补虚损,开肠胃。"又说:"粟之味咸淡,气寒下渗,肾之谷也,肾病宜食之……降胃火,故脾胃之病宜食之。"现代医学研究认为,小米中营养素的成分和含量均多于大米。

**玉米**

玉米又称玉蜀黍、苞米,是禾本科植物玉蜀黍的种仁,其性味甘平,有调中开胃之功效,除含有大量淀粉、脂肪、蛋白质(主要为谷氨酸)以及生物碱、维生素($B_1$、$B_2$、$B_6$)、烟酸、泛酸等成分外,还含有大量矿物质镁,因而具有抑制癌细胞的作用,并能扩张血管,加强肠蠕动,增加胆汁,促使机体废物的排出。

玉米中所含脂肪为不饱和脂肪,有助于体内脂肪及胆固醇的正常代谢,故对动脉硬化症、冠心病、心肌梗死及血液循环障碍等疾病有特殊的辅助疗效。

**小麦**

小麦为禾本科植物小麦的种仁,其性味甘凉,具有养心益肾、和血健脾、除热止渴等功效。《食医心鉴》说:"小麦用炊做饭及煮粥食之,治消渴口干。"现多以面粉煮糊做药粥用。小麦含有淀粉、蛋白质、糖类、糊精、脂肪、粗纤维等成分。脂肪主要为油酸、亚油酸、棕榈酸、硬脂酸等甘油酸,还含有少量谷甾酸、卵磷脂、精氨酸、麦芽糖酶、蛋白酶、淀粉酶及微量维生素B等成分。

小麦中含有丰富的维生素$B_1$和纤维素,有助于防治大肠癌、肥胖病和脚气病。

**甘薯**

甘薯又名番薯、地瓜,为旋花科多年生草本植物的块茎,其性味甘平,有健脾益胃、生津润燥的功效,老幼妇孺皆宜服食,尤其是维生素A缺乏症、夜盲症、便秘和湿热黄疸等患者均可长期服用。

甘薯含有大量淀粉、碳水化合物、粗纤维、钙、磷、维生素A、维生素 C 以及胡萝卜素、核黄素等物质，其枝、叶还有消痈解毒的作用。

**绿豆**

绿豆又名青小豆，是豆科一年生草本植物绿豆的成熟种子，其性味甘寒，通行十二经络，有解毒、表暑热、止烦渴、润皮肤、消水肿、利小便、止泻痢等疗效，常用于解除附子、巴豆、砒霜、酒精中毒和农药中毒。

绿豆含蛋白质、脂肪、碳水化合物和多种微量元素以及胡萝卜素、硫胺素、核黄素等成分，可以降血脂，预防动脉硬化，是一种有利于降脂抗老的食物。

**蚕豆**

蚕豆又名胡豆、佛豆，其性味甘平，微辛，具有益脾、健胃、和中的功效，对脾胃虚弱、贫血或慢性肾炎水肿以及食欲不佳、消化不良患者均有疗效。蚕豆含蛋白质、脂肪、碳水化合物、粗纤维、维生素 $B_1$、维生素 $B_2$、钙、磷脂、胆碱等成分，有丰富的营养价值，能降血压和血脂，很适宜老年性高血压、高脂血症患者长期食用。但需注意，有食蚕豆过敏史者不应食用。

**红豆**

红豆为豆科植物赤豆的种子，性味甘、酸，平，含有蛋白质、脂肪、碳水化合物、粗纤维、钙、磷、铁、硫胺素、核黄素、烟酸等成分，具有利水、除湿、和血排脓、消肿解毒的功效，适用于水肿、脚气、黄疸、泻痢、便血、痈肿、血小板减少等症的防治。

**西米**

西米俗称西谷米、西国米，产于南洋群岛一带，是取棕榈科植物莎木的木髓部，用普通制淀粉法经过粉碎、筛浆过滤、反复漂洗、沉淀、干燥等过程制取淀粉，晒至半干燥时摇成细粒后完全晒干即成，其成品白净滑糯，营养颇丰。

西米性温，味甘，具有健脾、消肿、化痰之功效。《菠海本草》说，西米"主补虚冷、消食"。《柑园小识》说，西米"健脾运胃，久病虚冷者，煮粥食最宜"。

### 芝麻

芝麻又称胡麻，为芝麻科一年生草本植物芝麻的成熟种子，有黑白两种。芝麻性味甘平，与米为粥，香甜可口，有养肝血、益肾阴之功效，可用于治疗肝肾阴亏、血虚生风之头晕目眩、耳鸣肢麻、须发早白等症，对肠燥便秘、皮肤干燥等症亦有较好疗效。

芝麻的脂肪含量高达60%，其中主要为油酸、亚油酸、棕榈酸、花生酸、廿四酸、廿二酸等甘油酸，还有甾醇、芝麻素、芝麻林素、芝麻酚脂溶性维生素A、维生素D、维生素E以及叶酸、烟酸、蔗糖、卵磷脂、蛋白质和大量的钙，对婴幼儿生长发育和老年人的健康均有保健作用。

## 瓜果类原料

### 龙眼

龙眼即桂圆，性味甘温；含有蛋白质、脂肪、碳水化合物、钙、磷、硫胺素、核黄素、烟酸以及酒石酸、腺嘌呤、胆碱等成分；具有补心养血、开胃益脾、安神益智之功效；适用于贫血、神经衰弱、失眠健忘、病后体虚、产后气血不足、脑力减退等症的治疗；与粳米煮粥，可以起到协同作用，疗效更佳。

### 荔枝

荔枝为无患子科常绿乔木荔枝的果实，其味酸甜，性温，最益肝、脾、精、血，具有滋肝益心、填精髓、补气血、温阳气、止烦渴、益容颜的作用，适宜于老年人身体虚弱、病后津液不足、胃寒疼痛等症。

荔枝含有丰富的果糖、蛋白质、脂肪、维生素C、维生素A、维生素B，还有叶酸、苹果酸、柠檬酸以及精氨酸、色氨酸等对人体十分有益的营养成分。

### 莲子

莲子又名水芝丹，为睡莲科多年生水生草本植物莲的成熟种仁。其性味甘涩，入心、肾、脾经，有补脾益肾、安神、养心、抗衰老之功能。与糯米煮粥，更增强了滋补收涩之功，有使腹泻便溏自除，虚烦失眠消失，遗精、带下自愈之功效。

莲子含有生物碱和黄酮类，其中莲心碱通过组织胺的释放，使人体的外围血管扩张而有降压的作用，莲心所含的多种生物碱有显著的强心降压功用。

### 栗子

栗子为山毛榉科植物栗的坚果，其性味甘温，入脾、肾二经，滋肾壮腰，善治肾虚腰痛，具有补肾、强腰膝、益气、厚肠胃的功效。同糯米煮成粥，能增强滋补脾胃之功，因此对老年人的肾虚腿软、脾虚泄泻等症尤为适宜，多服、久服不仅能增强体质，而且可延年益寿。

栗子除含有淀粉、蛋白质、脂肪以外，还富含维生素 $B_1$、维生素 $B_{12}$ 等，因此具有抗衰老作用。

### 胡桃

胡桃为胡桃科落叶乔木胡桃核果的肉，又称核桃肉、吴桃仁。其性味甘温，入脾、肾、大肠经，具有补肾纳气、益肺定喘的功效，对产后、病后及老年血虚、津枯所致肠燥、便秘等颇有疗效。

据有关临床数据显示，病人在服食胡桃后数天泌尿系统结石即能一次或多次排出，结石体亦较服药前缩小、变软，或分解于尿液中排出，可见胡桃还有排石、溶石的作用。胡桃含有脂肪、蛋白质、碳水化合物、胡萝卜素、维生素 $B_2$、维生素 C、维生素 E 和微量元素等成分。

### 花生

花生也叫长生果、长寿果，其性味甘平，入肺、脾两经，有润肺、健脾、和胃、通乳的功效。食用时，凡脾胃气虚者，再加入山药；肺虚干咳者，再加入百合。与粥同煮，则功效更佳。花生含有丰富的脂肪、蛋白质、卵磷脂、碳水化合物、维生素（K、$B_1$、$B_2$、E、A、C）、泛酸以及钙、磷、铁等物质。其中，花生油中的甾醇有降低胆固醇、润洁肌肤的作用，脂溶性维生素 E 与生育益寿有密切关系；维生素 K 是一种凝血素，卵磷脂则是脑神经系统所需的重要物质，具有延缓脑功能衰退、抑制血小板黏聚、阻止血栓形成、保护血管壁、降低胆固醇等作用。

### 桃

桃为蔷薇科植物桃的成熟果实,性味甘酸,微温,含有蛋白质、脂肪、碳水化合物、钙、磷、铁等成分,具有活血化瘀、润肠镇咳的功效,适用于冠心病、弥漫性血管内凝血等症的治疗。

### 葡萄干

葡萄干为葡萄科植物果实的干燥品,其味甘、酸、涩,性平,含有蛋白质、碳水化合物、维生素($B_1$、$B_2$、C)、烟酸、卵磷脂和大量有机酸等成分;具有健胃生津、益身补血的功效;适用于肝炎、黄疸、风湿痛、妊娠恶阻等症,常食能使人健壮,并有抗衰老的作用。

### 大枣

大枣因加工方法不同,有红枣、乌枣之分,入药以大红枣为佳。大枣性味甘平,入脾、胃二经,有补脾胃、益气血、抗衰老的功用,用粳米煮粥,能健脾和胃,对病后虚弱、营养不良、贫血等症均有相当显著的疗效。临床上,大枣粥对粒细胞减少症、血小板减少性紫癜等均具有一定的疗效。

大枣除了富含蛋白质、脂肪、糖类之外,还含有钙、磷、铁及多种维生素,特别是维生素C、维生素D的含量最多,对四氯化碳所致的肝损伤有保护作用,能明显增加血清总蛋白和白蛋白。但须注意,痰湿、中满、疳积及实热证应忌食,糖尿病急性期亦不宜服用。

### 柿饼

柿饼是以成熟的红柿加工而成的饼状干品。本品性味甘涩,大凉,具有涩肠、润肺、止血、和胃的功效。可用作吐血、咯血、小便淋血、肠风便血、痔疮出血等疾病的辅助治疗,对肺热燥咳、咽痛有显著疗效。因柿饼性凉,多食伤胃,故与粳米同煮,可保护胃气以防损伤。

柿饼含有丰富的蛋白质、糖类、脂肪、胡萝卜素、单宁酸和多种维生素,以及钙、磷、碘等矿物质,其中所含的单宁酸类物质对治疗高血压有一定的疗效。

### 梨汁

梨汁即用普通水果梨榨取的液汁，其性味甘寒，具有生津润燥、清热止咳的功效。与米同煮粥，有润肺、消痰、止咳、降火、清心、生津等作用，既去除了其寒性伤胃之弊，又增强了滋润养阴之效力。

梨汁含有丰富的果糖、葡萄糖、苹果酸、蛋白质、脂肪、胡萝卜素、硫胺素、烟酸以及维生素C、维生素$B_2$等多种维生素和微量元素，有降血压、增食欲、助消化和保护肝脏的效用。

### 猕猴桃

猕猴桃是一种保健、抗癌、美容、益寿的果品，被誉为"水果皇后"。其性寒，味甘酸，具有清热、生津、抗癌之功效，适宜高血压、心血管、消化不良等患者食用。

### 柠檬

柠檬又称"宜母果"，适宜暑热口干烦渴、消化不良、胃呆呃逆之人选用，亦适宜孕妇或胎动不安时食用，其性微温，味甘暖，具有生津止渴、祛暑、安胎、开胃、消食之功效，但牙痛之人及糖尿病人忌食。

### 菠萝

菠萝又称凤梨，性平，味甘微涩，具有消暑解渴、消食止泻之功效。菠萝富含糖类、脂肪、蛋白质、维生素C和有机酸。其具有消食作用，主要因其含有丰富的菠萝蛋白酶，它在胃里能分解蛋白质，帮助消化，尤其是过食肉类及油腻食物之后，吃些菠萝更为适宜，此外，菠萝中所含的糖、酶有一定的利尿作用，这对肾炎和高血压者有益。

### 苹果

苹果性凉，味甘，富含碳水化合物，具有润肺、健胃、生津、止渴、止泻、消食、顺气、醒酒等功效。中老年人常食苹果，对高血压有显著的预防效果。另外，苹果含有大量的纤维素，可使肠道内胆固醇含量减少，刺激肠道蠕动，缩短排便时

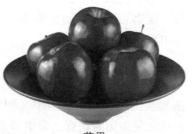

苹果

间,故能够减少直肠癌的发生。

**白果**

白果又称银杏,性平,味甘、苦、淡,有小毒,具有敛肺气、定咳喘、止带浊、缩小便等功效。成人不宜多食,5岁以下小孩儿忌食。

## 蔬菜类原料

**南瓜**

南瓜又称番瓜,性温味甘,具有补中益气、消痰止痛、解毒杀虫、降血脂、降血糖等功效。

南瓜含有大量果胶、纤维素,能防止动脉硬化,具有降脂减脂及通便作用,是一种低糖、低热量食品,并含有多种微量元素,有较好的抗毒能力。

**西红柿**

西红柿又名番茄,为茄科植物番茄的新鲜果实。其性味甘酸,微寒;含有苹果酸、柠檬酸、腺嘌呤、胆碱和番茄红素、钙、磷、铁、胡萝卜素、维生素类、烟酸等成分;具有生津止渴、健脾开胃、凉血平肝、清热解毒、抗癌、降血压等功效,适用于高血压、脾胃虚弱、口渴、食欲不振等症。

**藕**

藕为睡莲科多年生水生草本植物莲的地下茎,其味甘,生用性凉,清热止渴,凉血止血;熟用性温,健脾开胃,养心和血。老年体弱、食欲不佳和产后、病后调养者,久服颇见成效。

藕含有淀粉、蛋白质、脂肪、钙、磷、核黄素、抗坏血酸等成分,能缩短凝血时间,临床上常用于齿衄、鼻衄及眼球结膜下溢血等出血症的治疗。

**雪菜**

雪菜又称雪里蕻,性温,味辛,富含钙、维生素和糖、铁等微量元素。具有祛痰、温中、利气之功效。《随息居饮食谱》云:"将腌透之菜,用时切食,荤素皆宜。"

### 金针菜

金针菜又称黄花菜，性凉味甘，具有补气血、强筋骨、利湿热等功效。干品金针菜营养丰富，含蛋白质、脂肪、碳水化合物、灰分、钙、磷、铁等元素，新鲜金针菜有小毒不宜食用。

### 紫菜

紫菜性寒，味甘咸，具有清热、利尿、化痰、软坚散结等功效。紫菜营养丰富，所含蛋白质是海带的 4 倍，与大豆的蛋白质含量相当，另外钙、磷、铁含量也极为丰富，还含有丰富的碘及微量的维生素 A、维生素 C、核黄素等。

### 海带

海带性寒，味咸，具有化痰、软坚、清热、降血压等功效。海带营养丰富，是一种低脂肪，富含碘、钙等多种微量元素的海藻类食物，但素有胃寒病者忌食，孕妇及哺乳期妇女忌食。孕妇若大量摄入海带，过多的碘可引起胎儿甲状腺功能低下。

### 银耳

银耳又称雪耳、白木耳，性平，味甘淡，具有滋阴、润肺、养胃、生津、益气、补脑、强心等功效。

银耳是著名的珍贵营养品，含丰富的胶原蛋白。现代药理研究表明，银耳能促进新陈代谢，增加免疫功能、使皮肤细嫩，具有很好的美容增白作用。

### 菠菜

菠菜又称波斯菜、赤根菜、红菜，其性味甘凉，根赤入血分，善治各种血证；与粳米煮粥，既能起到补血活血的作用，又能增强补养胃气的功效。菠菜性滑而凉，其滑能通窍，凡久病大便秘结及痔漏患者食之非常有益；其凉可疗热，故凡痈肿毒发及酒湿热毒患者食之能清除湿热，减轻毒性。

菠菜含蛋白质、脂肪、碳水化合物、胡萝卜素、叶绿素、微量元素及多种维生素，对治疗各种贫血、维生素缺乏症、坏血病等均有较好疗效。

### 韭菜

韭菜为百合科植物韭的叶，又称壮阳草、起阳草。其性味辛、甘，温，入肝、脾、胃、肾经，具有补肾壮阳、固精止遗、健脾暖胃、行气散血等功效，对肾阳不足引起的阳痿、早泄、遗精、遗尿，或小便频数清长、白浊、白带、腰膝冷痛等症均有疗效，对脾胃虚寒、慢性泄泻、寒甚久痢、腹中冷痛、噎膈反胃等症亦多有益。韭菜生则辛而散血，熟则甘而补中，故凡血之凝滞者，或五脏积滞者，食之气血通畅，而令诸症自除。

韭菜含蛋白质、糖类、脂肪、维生素C、矿物质及硫化物等，有健胃、提神、消炎、灭菌的作用，可用于治疗肠炎、痢疾等病。

### 荠菜

荠菜为十字花科一年生或越年生草本植物荠菜带根的全草，其性味甘、淡，凉，与粳米煮粥，具有益胃健脾、明目止血之功效，对治疗脾虚及各种出血症均有较好的疗效。

荠菜含大量的蛋白质、脂肪、糖、粗纤维、胡萝卜素、硫胺素、核黄素和多种矿物质等，是粥膳常用的原料。

### 胡萝卜

胡萝卜又名黄萝卜、丁香萝卜、金笋，是伞形科植物胡萝卜的根茎，其性味甘平，善入脾、胃二经，与米为粥，具有补益脾胃和化滞的功效。胡萝卜含有丰富的维生素A，多服久服，不但能健胃助消化，还能防止因维生素A缺乏而引起的夜盲、角膜软化症和皮肤干燥症。胡萝卜除含糖分、维生素（$B_1$、$B_2$、$A_1$）外，还含有花青素、挥发油、胡萝卜素、脂肪、蛋白质和微量元素，有很好的降压、利尿作用。其所含胡萝卜素可在人体内迅速转化为维生素A，对老年人能起到明目养神、防治呼吸道感染、调节新陈代谢、增强抵抗力和延年益寿的作用。

### 木耳

木耳有黑、白两种。黑木耳属担子菌亚门木耳科，子实体呈耳状或杯形；白木耳属担子菌门银耳科，子实体由许多瓣片组成。两者都是寄生于腐朽树干上（现多用人工栽培），黑白生长有别，形状各异，其功用也不尽相同。

黑木耳性味甘平，入胃、肠经，有凉血、止血的功效；白木耳性味淡平，入肺、胃经，有滋阴、润肺、养胃、生津的功效。黑木耳适用于出血症，尤其是老年人痔疮出血、大便下血等；白木耳侧重于治肺热肺燥、干咳痰浓、衄血、咯血、痰中带血和虚劳羸弱等症。

黑木耳含有较多蛋白质、糖类、粗纤维、脂肪、钙、磷、铁、胡萝卜素、硫胺素、核黄素、烟酸，以及卵磷脂、脑磷脂等营养成分；白木耳含大量蛋白质、碳水化合物、维生素B、粗纤维、脂肪等营养成分，两者均有补养作用。由于木耳还含有一种维生素K的物质，具有阻止血液中胆固醇沉积和凝结的作用，因此，常食可降低和预防心脏病发作，对老年人的健康和延年益寿有一定效果。

### 香菇

香菇为伞菌目真菌的子实体，别名冬菇、香蕈，其性味甘平，含蛋白质、脂肪、多种氨基酸、多糖类、维生素等，具有补气养胃之功效，可用于脾胃虚弱、气虚血虚诸症。据研究，香菇有降血压、降胆固醇、降尿蛋白、防止血栓形成、抗衰老以及较强的抗肿瘤作用，可用于癌肿放疗后身体虚弱的调养，也是延年益寿之佳品。

### 芹菜

芹菜有水、旱芹两种，其性味相近，但旱芹香气更浓，入药较佳。旱芹性味甘平，其芳香气味具有醒脑、健神、润肺、止咳等功效。与粳米为粥，具有良好的固肾平肝和利尿作用，临床上对高血压、头晕、失眠等症的疗效较好。

芹菜含有蛋白质、碳水化合物、脂肪和多种维生素，尤其是维生素P的含量较多，有降血压、降血脂的作用，尤其对原发性、妊娠期、更年期的高血压具有显著疗效，临床上还用于治疗糖尿病、乳糜尿等症。

### 冬瓜

冬瓜又叫白瓜、枕瓜，其性味甘、淡，凉。冬瓜的皮、子、肉、瓤均有利水清热作用。《本草从新》说，冬瓜能"清心火，泻脾火，利湿去风，消肿止渴，解暑化热"。《随息居饮食谱》还说，冬瓜"清热，养胃生津，涤秽除烦，消痈行水，治胀满，泻利霍乱，解鱼、酒等毒。……亦治水肿，消暑湿"。冬瓜与米同煮粥，是民间治疗水肿病的有效单方。

冬瓜含有蛋白质、糖类、粗纤维、钠、磷、铁、胡萝卜素、硫胺素、烟酸、维生素（$B_2$、C）等营养成分，具有较好的消肿、降压、化痰止咳、减肥美容、减少或消除尿蛋白、改善肾功能等作用，是肾脏病、浮肿病、肥胖症患者的理想食品。

### 大蒜

大蒜为百合科多年生草本植物蒜的鳞茎。其性味辛、辣，温，解毒力强，具有消炎、杀菌、止泻、利尿、降压、祛痰等功效。与米同煮，可借米谷之力发挥本品的药性，并降低其辛辣刺激之弊，对肺结核、急慢性细菌性痢疾、频繁呕泻等症均有较好疗效。大蒜含有一种植物杀菌素大蒜素，有较强的杀菌能力，对葡萄球菌、痢疾杆菌、霍乱弧菌、大肠杆菌、伤寒杆菌、霉菌等致病细菌均有杀灭作用。大蒜还有降压、降脂功效，对高血压、高脂血症和冠心病等亦有较佳疗效。

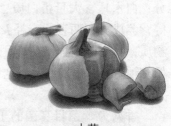

大蒜

## 肉品类原料

### 牛肉

牛肉为牛科动物黄牛或水牛的肉，其性温，味甘美。牛肉含蛋白质、脂肪、维生素（$B_1$、$B_2$）及钙、磷、铁等矿物质，其中尤以蛋白质中含众多人体必需的各种氨基酸，故营养价值极高。牛肉与粳米煮粥，能补中益气，滋养脾胃，强健筋骨。年老体弱或久病体虚、气血不足者食之，补益效果甚为明显。牛肉粥要趁热吃，凉食会引起胃部不适。

### 狗肉

狗又名地羊，其肉性味甘温，能安五脏，暖腰膝，益肾壮阳，补胃益气。狗肉与粳米煮粥，能温肾助阳，使肾气健旺，止腰痛足冷。一般认为，食用和药用均以黄狗为好，母狗肉优于雄狗肉。狗肉除含有与其他肉类相同的营养成分外，还含有嘌呤类和肌肽、肌酸等物质，是一种理想的温补强壮类食品。

### 猪脊肉

猪脊肉指猪脊背上的精肉，其性味甘、咸，平，入脾、胃、肾经，具有补中益气、滋养脏腑、滑润肌肤的功效。

猪肉与粳米煮粥，其味鲜美，对体质亏损、脾胃虚寒的患者颇为适宜。猪脊内含有丰富蛋白质、脂肪、碳水化合物及钙、磷、铁等营养成分，具有较高的补虚强壮作用。

### 猪蹄

俗称猪爪子，其性味甘、咸，平，具有通乳、补血之功效，适用于产妇无奶或乳汁不通，以及老年人血气虚弱、腰膝酸软等症。《本草图经》说，猪蹄能"行妇人乳脉，滑肌肤，去寒热"。猪蹄富含大分子胶原蛋白，还含有肌红蛋白、胱氨酸等物质，是一种价廉物美的抗衰老食物，还可防治进行性肌萎缩和缺铁性贫血。

### 猪肾

猪肾，俗称猪腰子，其性味咸平，适合肾虚腰痛、身面水肿、肾虚遗精、盗汗、夜尿频多、老人耳聋者做食疗之用。

### 猪肝

猪肝富含铁、磷及维生素A，性温，味甘苦，具有养血、补肝、明目等功效。常吃猪肝可逐渐消除眼科病症。据近代医学研究发现，猪肝含有多种抗癌物质，如维生素C、硒等，还具有较强的抑癌能力和抗疲劳的功效，《随息居饮食谱》说："猪肝明目，治诸血病，余病均忌。"患有高血压、冠心病、肥胖症及高脂血症的人忌食猪肝。

### 猪心

猪心性平，味甘咸，具有补虚、养心、安神之功效。据现代营养学分析证明，猪心是一种营养十分丰富的食品，它含有蛋白质、脂肪、钙、磷、铁、维生素$B_1$、维生素$B_2$、维生素C及烟酸等，对加强心肌营养、增强心肌收缩力有很大作用，故自古即有"以心补心"之说。

### 牛乳

牛乳为奶牛分泌的乳汁，其性味甘平，具有补虚损、益肺胃、生津液、润肠燥的功效。《本草纲目》说，牛乳可"治反胃热哕，补益劳损,润大肠,治气虚,除黄疸,老人煮粥服食甚宜"。《本草疏证》也说:"牛乳乃牛之血液所化,其味甘,其气微寒无毒。甘寒能养血脉,滋润五脏,故主补虚羸,止渴。"凡是婴幼儿缺奶,小儿断奶,儿童营养不良,成人体弱以及病后、产后均可服食。

牛乳含有丰富的蛋白质、脂肪、乳糖及多种氨基酸、微量元素、维生素、胡萝卜素等成分,是营养滋补之佳品。研究证明,牛乳有防治胃癌、预防骨质疏松、降低胆固醇、降血压、增强大脑功能等功效。

### 鸡汁

鸡汁是家鸡炖煮后的原汁鸡汤。其性味甘温,具有温中、益血不足的功效;营养不良、产后虚弱、久病羸瘦等最为适宜,有极高的营养价值,是人们所熟知的滋补强壮类食品。

鸡汁含有丰富的蛋白质、脂肪、维生素(A、E)、核黄素、硫胺素、烟酸及钙、磷、铁等,是很好的滋补品。

### 燕窝

燕窝为雨燕科动物金丝燕及多种同属燕类用唾液与羽绒等混合凝结成的巢窝。燕窝含有蛋白质、糖类、脂肪、纤维素、钙、钾、磷、硫等成分;性味甘平,具有滋阴润燥、补益脾胃的功效,适用于虚损、痨瘵、咳嗽、痰喘、咯血、吐血、久痢、久疟、噎嗝、反胃等症。

### 鸡蛋

鸡蛋性平,味甘,具有滋阴、润燥、养血、安胎功效,适宜体质虚弱、营养不良、贫血、产妇产后调养及婴幼儿发育期补养。

鸡蛋中维生素含量少,蛋黄含有丰富的铁质及大量胆固醇,宜和大豆及蔬菜同食,老年高血压、高脂血症、冠心病人宜少食用鸡蛋,患高热肝炎、胆石症者宜忌食。

### 皮蛋

皮蛋由鸭蛋腌制而成,具有清凉、明目平肝之功效。病人及肾炎患者忌食皮蛋。根据前人经验,鸭蛋、鸡蛋忌与甲鱼同食。

### 酸奶

酸奶是以新鲜牛奶为原料,加入一定比例的蔗糖,经过高温杀菌冷却后，再加入纯乳酸菌种培养而成的，其营养成分优于鲜牛奶和各种奶粉。酸奶性平，味甘酸，具有生津止渴、补虚开胃、润肠通便、降血脂、抗癌等功效，经常食用酸奶，可防治动脉硬化、冠心病及癌症。

**羊肉**

羊肉为羊科动物山羊或绵羊的肉，其性味甘温，能助元阳、补精血、益虚劳、暖脾胃。

羊肉与米煮粥，是一种极佳的滋补强壮食物，对气血亏虚、体弱羸瘦者效果较好；对中老年人阳气不足、恶寒怕冷、腰膝酸软以及产后虚冷、寒疝腹痛者最为适宜。羊肉含有较高的蛋白质和脂肪，还含有胆固醇、氨基酸等物质。

**羊肾**

羊肾俗称羊腰子，其性味甘温，能补肾气，温肾阳，益精髓，颇适宜于肾虚劳损、腰脊冷痛、足膝痿弱、耳聋脑鸣、阳痿、遗尿、尿频等肾气不足者做食疗用。

## 海鲜类原料

**虾肉**

虾肉包括河虾、草虾、虾米等，性温，味甘咸，具有补肾、壮阳、通乳之功效，属强壮补精食品。凡对虾过敏者忌食，更忌生食。根据民间经验，虾为动风发物，患有皮肤疥癣者忌食。

**蟹肉**

蟹肉性寒味咸，具有清热解毒、散瘀血、通经络等功效。《随息居饮食谱》指出："蟹，甘咸寒，补骨髓，利肢节，续绝伤，滋肝阴，充胃液，养筋活血。"

**干贝**

干贝为扇贝的闭壳肌，略呈圆锥形，分鲜品和干品两种。干贝为高级美味食品，是一种高蛋白低脂肪保健营养食物。每100克干贝中含蛋白质67.3克，而仅含脂肪3克，还含丰富的糖类，以及多种维生素及钙、磷等矿物质。食用干贝，有降血脂、降胆固醇等作用。

干贝性平,味甘咸,具有滋阴、补肾、调中等功效。《随息居饮食谱》指出:"江瑶柱(干贝)甘温补肾,与淡菜同,鲜脆胜之,为海味冠。"

### 鱼翅

鱼翅俗称金丝菜,性平,味甘,能益气、开胃、补虚,并有清痰、开胃之功效,属优良的清补食品,鱼翅粥为粥中上品。

### 银鱼

银鱼味美,性味平和,具有补虚养胃、健脾、益气等功效,银鱼粥适宜体质虚弱、营养不足、消化不良者食用。

### 海参

海参又名刺参、海鼠,其性味甘咸,微寒,入肺、肾、大肠经,与米为粥,是一种高蛋白滋补佳品,具有补肾益精、养血抗衰的功效,对由肾虚引起的羸虚弱衰、梦遗阳痿、小便频数等症疗效甚佳。

海参所含的粗蛋白、脂肪比瘦猪肉、牛肉还要丰富,并含有大量钙、铁、碘等微量元素。据药理研究证实,其所含海参素是一种抗霉剂,能抑制多种霉菌,并能抑制某些肉瘤的生长,对中风引起的痉挛性麻痹亦有效。

### 鲫鱼

鲫鱼为鲤科鱼类,性味甘平,含蛋白质、脂肪、碳水化合物、维生素A、维生素B、烟酸、硫胺素以及铁、钙、磷等,有温中补虚、健脾消肿的功效,用于治疗久病体虚和脾胃阳气不足所致的食欲减退、消化不良以及脾虚水肿等症,亦可治疗子宫脱垂、乳少等症。

## 保健养生类原料

### 人参

人参为五加科多年生草本植物的根,因加工方法不同,而有生晒参、白参、红参、糖参等区分。人参性味甘、微苦、微温,功能是大补元气，复脉固脱，补脾益肺，生津安神。对一切气虚之症，皆有良好的补益作用。

食用人参有助于改善人体各脏器特别是神经和内分泌系统的功能，有助于改善人体的免疫状态和对自然环境的适应能力，对于久病体衰或老年人脏器功能衰退，内分泌和免疫功能低下者，均能起到一定的保护作用，故为健康和延年益寿之首选滋补品。

### 黄芪

黄芪又名黄耆，为豆科多年生草本植物黄芪的根。其性味甘温，为补脾益气主药，既可补气升阳，又善补气固表；既能鼓舞正气以托毒生肌，又能温运阳气以利水消肿，与米为粥可大大加强益气健脾、扶正祛邪之功效。对脾肺气虚、中气下陷而致少气懒言、食少便溏、胃下垂、子宫脱垂、四肢头面浮肿、自汗盗汗等均有良效，对痈疮肿毒之脓成不溃或溃久不收也有辅助治疗作用。

### 当归

当归为伞形科植物当归的根，其性味甘、辛，温。含有挥发油、烟酸、棕榈酸、硬脂酸、肉豆蔻酸、不饱和油酸、亚油酸、β-谷甾醇等成分，具有补血和血、调经止痛、润燥滑肠的功效，适用于治疗月经不调、经闭腹痛、崩漏、血虚头痛、眩晕、痿痹、肠燥便秘、赤痢后重以及跌打损伤诸症。

### 山药

山药是薯蓣科多年生缠绕藤本植物薯蓣的块根，其性味甘平，入脾、肺、肾三经。与米同煮粥，其性味不变，功用相助，最善健脾养胃，补肺益肾，常服多食，有益无害。山药含有黏液质、胆碱、淀粉酶、淀粉等，对促进肠胃的消化吸收和抑制肠蠕动均有一定作用。

### 茯苓

茯苓为多孔菌科寄生植物茯苓的菌核，多寄生在松树根上。其性味甘、淡，平，具有健脾益胃、利水消肿的功

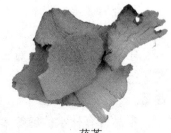

茯苓

效。与粳米为粥，甘则能补，淡则能渗，性平和缓，功在益气养胃，尤其对脾虚水肿患者更为有效。

本品含有较多的茯苓聚糖、茯苓酸、蛋白质、脂肪、钾盐、麦角甾醇、组氨酸和卵磷脂等成分，不仅能增强人体免疫功能，提高机体的抗病能力，而且有较强的抗癌作用。常用本品，对老年性浮肿、肥胖及防癌均有较佳疗效。

### 薏苡仁

薏苡仁为禾本科多年生草本植物薏苡的成熟种子，其性味甘、淡，微寒，善入脾、肾、肺三经，具有健脾补肺、利水消肿、清热排脓的功效。与陈仓米为粥，能健脾补胃，又能补肺。本品含有丰富的碳水化合物、蛋白质、脂肪、薏苡素、薏苡醇、维生素$B_1$以及多种氨基酸等成分，对癌细胞有阻杀作用，临床上已将本品作为胃癌、肠癌、宫颈癌的治疗药物。

### 枸杞子

枸杞子为茄科植物枸杞的成熟果实，以宁夏所产者为上品。本品性味甘平、质润，入肝、肾二经，既能补肾以生精，又能养血而明目，是补益肝肾的要药。凡肝肾不足、血虚精亏者均可食用。与粥同煮，为中老年人的滋补良品。临床上，枸杞子还有降低血糖、治疗轻症糖尿病的功效。

本品含有甜菜碱、胡萝卜素、烟酸、亚油酸、维生素$B_1$、维生素$B_2$、维生素C以及微量元素等成分，有抑制脂肪在肝细胞内沉积、防止脂肪肝、促进肝细胞新生的作用，并具有降低血糖和胆固醇的作用。

### 百合

百合为多年生草本植物百合和细叶百合的肉质鳞茎，其性味甘，微寒，具有润肺止咳、宁心安神的功效。与米煮粥，是一味滋肺养胃、宁心安神的良药，对肺燥咳嗽、痰中带血及虚烦惊悸、失眠多梦、癔症等亦有一定疗效。肺结核病患者如能坚持常服，疗效亦较显著。

本品含有秋水仙碱等多种生物碱，以及维生素、泛酸、胡萝卜素等，对人体有一定的综合治疗作用，对肺癌也有抑制作用。

### 乌梅

乌梅为蔷薇科落叶乔木梅的未成熟果实，经加工而成，其味酸涩，有生津止渴、敛肺止咳、涩肠止泻、安蛔止痛之功效。与粳米为粥，能酸甘化阴，养胃益气，生津开胃，促进胃液分泌，对胃病有独特疗效。

本品含有柠檬酸、琥珀酸等成分，有显著的抗菌作用，对痢疾杆菌、大肠杆菌、伤寒杆菌、绿脓杆菌、霍乱弧菌、结核杆菌等均有抑制作用，并有抗蛋白过敏的作用。

### 松仁

松仁是松科植物红松的种仁，其性味甘，微温，入肺、大肠二经，具有滋阴润肺、润肠通便的功效，对老年人、产妇及体质虚弱者慢性便秘有较好的疗效。松仁不仅有补益的功效，还有一定的抗老防衰、延年益寿的作用。本品含有油酸酯、腺嘌呤、胆碱，以及蛋白质、蔗糖、葡萄糖、微量元素等成分，有补血和镇静的作用，对神经性心悸也有一定疗效。

### 花椒

花椒为芸香科灌木或小乔木植物花椒的果实，其性味辛，大热，散寒力强，善入中焦，能温中止痛，暖脾止泻。与米煮粥，既可温中散寒，又能补益脾胃，用于治疗脘腹冷痛、寒湿泄泻、寒性下痢等均有较好效果。本品含有丰富的磷、铁等微量元素和植物甾醇、不饱和脂肪酸等成分，可抑制溶血性链球菌、肺炎双球菌、大肠杆菌、皮肤真菌等多种病菌的生长，还有杀虫驱蛔的功用。

### 山楂

山楂为蔷薇科落叶灌木或小乔木植物野山楂或山楂的果实，本品性味酸、甘，微温，入脾、胃、肝经，有助脾健胃、促进消化之功效，又能入血分，善活血散结止痛，故对于痛经、闭经、产后血瘀腹痛、恶露不净的患者最为适宜。本品含山楂酸、糖类、柠檬酸、胡萝卜素以及微量元素和大量维生素，能扩张冠状动脉，舒张血管，故有降低血压、血脂及强心、抗心律不齐等功效。现代医学研究表明，山楂能增强人体免疫功能，对部分癌肿，尤其是消化道肿瘤有一定的防治作用。

### 冬虫夏草

冬虫夏草属麦角菌科，又叫虫草。其菌寄生在鳞翅目昆虫幼虫体内，形成菌核，又长出棒形子座，虫草即子座及虫体的干燥物。本品味甘能补，性温助阳，归肺、肾二经，既滋肺阴，又补肾阳，是一味平补阴阳的良药。与糯米为粥，既能增强健脾养胃之功，又能增强抗结核之力，适用于一切阴虚阳浮的喘咳、咳痰带血、虚弱乏力、阳痿遗精等肺肾亏虚症。本品含有虫草酸、蛋白质、脂肪等成分，有扩张支气管和抗结核杆菌的功用。

### 何首乌

何首乌为蓼科多年生草本植物何首乌的块根，其性味甘苦、涩，与米、糖、枣为粥，能益精血，补肝肾，乌须发，强筋骨。其性质温和无毒，为滋补良药。本品含卵磷脂、粗脂肪等物质，具有强心、降脂、降压的功效，能阻止胆固醇在肝内沉积，缓解动脉粥样硬化的形成。

### 沙参

沙参有北沙参与南沙参之分。北沙参为伞形科多年生草本植物珊瑚菜的根，南沙参是桔梗科植物杏叶沙参、轮叶沙参的根。南、北沙参功用相似，唯南沙参偏于清肺祛痰，北沙参养胃生津的作用更为理想。本品性味甘凉，与米同煮粥，可润肺止咳，养胃生津，对肺胃阴虚之津伤干咳、舌燥口渴均有较好的疗效。本品含有挥发油、豆甾醇、生物碱和淀粉，能刺激支气管黏膜，使分泌物增多，故有祛痰止咳的作用。

### 菊花

菊花为菊科多年生草本植物菊的头状花序，其品种极为繁多，入药以亳菊和杭白菊为佳。其性味甘、苦，微寒，具有疏风清热、清肝明目的功效。与粳米同煮为粥，不但能助其药力，服后还有香甜、凉爽之感。本品含菊苷、腺嘌呤、氨基酸、胆碱等物质，有明显的解热、降血压、扩张冠脉和增加冠脉血流量的功效，可用于治疗冠心病所致之心肌缺血。

**橘皮**

橘皮为芸香科常绿小乔木或灌木柑橘等植物的成熟果实的表皮,以陈久者为佳,故又名陈皮。其味辛、苦而性温,气味芳香而入脾肺,具有顺气、健胃、化痰、止咳的功效。与粳米为粥,以其辛散而行气滞,苦温而燥湿祛寒。滞气行则脾胃自健,寒湿去则痰涎自消,故为理气健脾、燥湿化痰的常用药物。本品含挥发油、维生素$B_1$等成分,可增加胃液分泌和蠕动而健胃,还可增加呼吸道黏液而有利于祛痰、止咳。

# 第三章

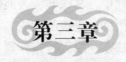

# 粥膳治疗常见疾病

## 胆 囊 炎

胆囊炎是细菌感染、胆汁郁积和浓缩或胰液反流入胆囊等因素所引起的胆囊炎症，是消化系统常见病之一，其主要临床表现为：常于饱餐后诱发右上腹剧痛，可放射至右肩或右肩胛骨下角；体温一般多在38℃左右，若伴有寒战、高热，提示并发有胆管炎症，炎症累及胆总管时可有轻度黄疸。

我们知道，胆囊的主要功能是储存胆汁。胆囊中的胆汁都是经过浓缩的，浓度比较高，其刺激性也比较大。此外，胆囊中的胆汁由于在胆囊中停留的时间比较长，与胆囊壁接触的时间自然也较长，因此，胆囊中的胆汁对胆囊壁的化学刺激就比较大，从而容易引发炎症。

胆囊炎可分为急性和慢性两种。急性胆囊炎发病与胆汁瘀滞、胆囊壁感染有密切的关系，其主要致病菌是大肠杆菌、厌氧菌等，如日久迁延不愈，或由胆囊结石刺激引起慢性炎症改变，就会发展成为慢性胆囊炎。

治疗胆囊炎可以结合药粥辅助治疗，具有一定的效果。

需要提醒的是：胆囊炎发作时，有许多症状与胃病相似。胆囊炎所导致的不适或疼痛多在右上腹部，但有时也表现为心窝部不适或疼痛，或有胀满感。这些症状多为阵发性发作或阵发性加重，而且多与饮食有关，有时是在进食了油腻食物后会出现这些症状；另外，还伴有恶心、呕吐、食欲不振等症状。因此，这些症状容易让人误认为是胃病发作，而长期按照胃病进行医治，致使延误病情。

当出现上述症状时，如果按胃病治疗并无明显好转，而且进行的一些有关胃病的检查也未发现明显问题时，就应该警惕是不是胆囊炎。这时需及时进行一些针对胆囊炎的检查，如做B超等，以便正确地予以处理。

宜：患者可以选用低脂肪易消化的食物，而且要有规律地进餐，以便有效地保护胆囊。在此基础上，还要充分摄取身体所需的营养物质，使身体早日康复。

忌：忌食辛辣刺激性食物，如咖喱粉、辣椒、芥末等香辣调料以及咖啡等饮料，这些食物易刺激胃酸分泌从而引起胆囊收缩，加重病情。此外，还须忌烟酒及碳酸类饮料。

### 公英败草薏苡仁粥

【组成】鲜蒲公英60克，败酱草、金钱草、赤小豆各30克，薏苡仁50克。

【制法】将上述3味药加水煎取汁，入赤小豆、薏苡仁煮粥服食。

【用法】每日1剂，分2次服。

【功效】适用于急性胆囊炎的辅助治疗。

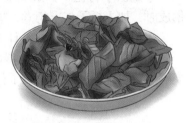

金钱草

### 公英田基黄大枣粥

【组成】蒲公英、田基黄各30克，大枣10枚，粳米100克，白糖适量。

【制法】将蒲公英、田基黄分别洗净，水煎2次，取汁混合；大枣洗净后去核；将粳米淘净入锅，加水适量，大火烧开后，加入大枣，转用小火慢熬成粥，放入药汁和白糖调匀即可。

【功效】此粥有清热解毒、利胆退黄的功效。常吃蒲公英可增强人体免疫力，有助于疾病康复及抑制人体老化。

### 佛手郁金粥

【组成】佛手15克，郁金12克，粳米60克。

【制法】先将佛手、郁金洗净，与淘洗干净的粳米一同入锅，加入适量的清水，用大火煮沸，改用小火煮成稀粥，调入味精、精盐即可。

【功效】本品行气止痛，可用于胆囊炎。

【禁忌】阴虚失血及无气滞血瘀者忌服郁金，孕妇慎服。

### 栀子仁粥

【组成】栀子仁 5 克,粳米 100 克。

【制法】先将栀子仁研为细末,将粳米淘洗干净后入锅内煮粥;待粥将成时,加入栀子仁末稍煮即可。

【用法】每日用1剂,分2次食用,3天为一疗程,不宜久服多食。

【功效】适用于胆囊炎。

### 栀子仁莲子粥

【组成】栀子仁 5 克,莲子 10 克,粳米 50 克。

【制法】将栀子仁研成细末,将莲子、粳米洗净后入锅煮粥,粥成时,加入栀子仁末稍煮,加白糖调匀即可。

【用法】分两次服,每日 1 剂。

【功效】本品有清热化湿的作用,适用于胆囊炎及老年性阴道炎等症。脾虚便溏者忌食栀子仁。

# 胆 结 石

胆结石是中年人易患的疾病,当胆囊感染或胆汁瘀积时,便可产生结石,主要包括胆囊、胆总管、肝内胆管结石。胆囊炎与胆结石常同时存在,互为因果,胆囊炎的炎性渗出物可成为胆石的石核。

胆汁的主要成分有胆固醇、胆酸、胆色素、卵磷脂、黏蛋白、脂酸盐、无机盐等。如果胆汁中某些成分比例过高,沉积下来,再与纤维蛋白、脱落的上皮细胞、细菌,甚至进入胆道的蛔虫卵等为核心聚积起来,便可形成各种各样的结石。

中医认为胆结石的发生和个人体质有一定的关系,如肥胖。另外,食物过于油腻、饮食不正常也是引发胆石症的危险因子。现代人的工作紧张忙碌,三餐不正常,加上高热量、高脂肪、高糖分的食物摄入过多,这样就会使胆结石的罹患概率有所增加。因此,要想预防胆结石,最重要的是保持定时定量的饮食习惯,并且应控制体重,杜绝暴饮暴食等不良习惯。

胆结石患者因为长期受消化不良和疼痛折磨,体质逐渐会变得虚弱,精神不振。因此,胆结石的治疗要及时。在对患者进行药物治疗的同时，还要配合运动疗法，这样可以加强内脏的血液循环，对消化器官亦有按摩作用，能刺激胆汁排泄，从而有效地改善患者的消化功能，提高机体的免疫能力，缓解病情。

有关专家研究发现，一年四季中，春、秋、冬三季运动量相对较大，胆结石患者的排石率亦相对较高；夏季运动量小，排石率亦相对较低，这说明身体进行适当的活动，可促进结石的排出。美国波士顿汉威顿公共卫生学院的一项研究表明，与运动量少的人相比，运动量多的人发生胆结石的危险性下降了37%，剧烈运动的预防效果最大，而中等强度锻炼，如快速行走、徒步旅行也能产生同样的效果。据此科学家认为，锻炼能降低胆结石突然发作的危险，由此可见，运动锻炼对预防胆结石或减轻胆结石疼痛确有一定的效果。

宜：注意适当摄入高植物纤维食物，这样可以阻止胆固醇的吸收，促进胆汁酸的排泄，保持大便通畅，起到利胆的作用，从而减少胆固醇结石的形成。

忌：避免敏感的食物，虽然高脂饮食是诱发胆绞痛的明确原因，但对于每一个人，具体容易诱发胆绞痛的食物品种又不尽相同，所以患者要注意哪些食物对自己的病情威胁更大，从而避免摄食这些敏感食物。另外还应戒酒，因为饮酒会诱发胆绞痛。

### 鸡内金粥

【组成】粳米100克，鸡内金5克，白糖适量。

【制法】将鸡内金用文火炒至黄褐色，研为细粉；将淘净的粳米、白糖入锅内，加水适量，煮至米开汤未稠时，加入鸡内金粉，再煮一沸（不宜久煮）即可。

【用法】早晚温热食。

【功效】本品有健脾胃、消积滞、止遗尿之功效，可辅治胆结石、泌尿系统结石以及饮食停滞、脘腹胀满、消化不良、小儿疳积等症。鸡内金为鸡的胃内膜（鸡肫内的黄皮）。杀鸡时取出沙囊剖开，趁热将内壁剥下，洗净晒干即可入药。

### 金钱草粥

【组成】新鲜大金钱草60克，北粳米50克，冰糖适量。

【制法】先将金钱草洗净切细，水煎取汁，放入北粳米、冰糖，再加入适量清水煮粥即可。

【用法】每日2次,长期服用方有效果。

【功效】本品有通淋排石、利胆退黄之功效,可辅助治疗胆道结石和急性黄疸性肝炎。

### 三金粥

【组成】金钱草30克,鸡内金10克,郁金15克,穿山甲6克,三棱、莪术各12克,薏苡仁、牛膝各4克,粳米100克,白糖适量。

【制法】将上述药物水煎取汁,然后加入粳米如常法煮粥,粥将成加入白糖稍煮即可。

【用法】每日分2次温热服食。

【功效】本品有清热通淋、化瘀排石的功效,适用于胆结石、尿路结石、肾结石等症。虚寒滑泄者慎用金钱草。

## 骨 折

骨折是指骨的连续性和完整性受到破坏,在X射线下表现为骨小梁纹理的中断,本病多见于儿童及老年人,中青年也时有发生。病人常为一个部位骨折,少数为多发性骨折,经及时恰当处理,多数病人能恢复原来的功能,少数病人可留有不同程度的后遗症。

通常情况下,人受到外伤后会出现局部的疼痛、肿胀、瘀斑及功能障碍,但仅有这些现象还不能确定是骨折,因为这些特征只是一些非特异性的表现,即使没有骨折,当软组织损伤、韧带扭伤、关节脱位时也会出现这些情况,而一旦出现这些情况则要警惕是否发生了骨折。

除上述情况外,发生骨折时还会有一些特有的局部表现,如骨折部位出现畸形,肢体突然缩短,本来平直的地方突然弯曲或旋转,或不是关节的地方出现类似关节的异常活动,或搬运过程中在两骨折断端出现轻微的骨摩擦音。存在这些情况中的一项即可认为有骨折发生。此外,骨折严重者还会出现一些极端表现,如休克、急性呼吸衰竭等。

要想从根本上治愈骨折,就要明确自己罹患了哪种类型的骨折,然后根据自己的体质特征、骨折的具体情况,按照中医辨证给予恰当的物理和药物治疗,并辅以膳食治疗。如肝肾亏虚应滋补肝肾,气血两虚应补气养血，气滞血瘀应行气化瘀，瘀血肿胀应化瘀利水消肿，脾胃虚弱应施以健脾和胃，阴虚火旺应施以滋阴降火，筋骨虚弱应给予强筋健骨。

对于轻度骨折患者来说，适量饮酒可促进血液循环，有活血化瘀的功效。但是在急性外伤性骨折初期，一般在1周内，由于瘀血肿胀，瘀积化热，骨折患者多表现为烦躁不安、发热、大便不通、口干舌燥，此时则不宜饮酒，否则会加重病情，患者会明显感觉不适。

随着骨折瘀肿疼痛症状的减轻，可以少量饮用一些药酒，以加速肿胀消退，促进骨骼生长，但此时还是不宜过量，否则体内的酒精会对骨细胞产生一定的毒副作用，不利于骨骼的修复。骨折后期，可以适当饮用舒筋活血的药酒，可以促进肢体因固定等导致关节功能障碍的恢复，避免因风寒湿邪的侵袭而引起关节炎。

宜：骨折初期饮食应以清淡、易消化为主，应选食富含维生素的新鲜蔬菜和水果，多食生山楂、蟹，可以饮用葡萄酒等低度酒；骨折中后期可以适当地食用厚味滋补食品，如肉类、蛋类、鱼类、乳类、家禽及猪骨、羊骨等。

忌：骨折初期不宜食油腻难消化吸收之物，还应避免食用辛辣刺激性食物，如茶、烟、酒、咖啡、辣椒等。

### 山楂粥

【组成】山楂30克，粳米100克，砂糖适量。

【制法】将山楂水煎取浓汁，去渣，用洗净的粳米同煮，粥将熟时放入砂糖，稍煮一二沸即可。

【用法】可作点心热服，10日为1个疗程。

【功效】本品有健脾胃、助消化、活血化瘀的作用，适用于骨折的辅助治疗。

### 山楂薏苡仁粥

【组成】山楂、莲子、大枣、薏苡仁、粳米各适量。

【制法】先将莲子洗净后去心，将山楂、大枣、莲子、薏苡仁用水煎取浓汁，然后去渣，与淘洗干净的粳米煮粥，待粥成时加入冰糖，再煮一二沸即可。

【功效】本品可用于骨折初期及老年骨质疏松症。

【禁忌】山楂会刺激子宫收缩,患习惯性流产、先兆性流产的妊娠妇女忌多食山楂,以免伤胎。

### 皮蛋瘦肉粥

【组成】松花蛋2个,粳米100克,瘦猪肉50克。

【制法】将粳米淘净,瘦猪肉切成丝,用热水焯熟,将松花蛋去皮后切成小块;先将淘净的粳米加适量的精盐,用旺火煮沸,改小火熬煮至米粒熟软后加入猪肉丝、松花蛋,再焖煮几分钟,最后加入葱花、味精调味即可。

【功效】本品可促进骨折的愈合。

【禁忌】松花蛋性偏凉,因此脾阳不足、寒湿下痢者不宜吃。

### 蟹肉粥

【组成】新鲜湖蟹2只,粳米50克。

【制法】先将粳米洗净后煮粥,粥将熟时取蟹肉加入锅内同煮片刻,再配以适量生姜、醋和酱油即成。

【功效】本品有接骨续筋的作用,适用于骨折恢复阶段的辅助治疗。

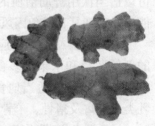

生姜

### 蟹棒豆腐粥

【组成】蟹棒1根,豆腐1块,米饭100克。

【制法】将蟹棒切段,豆腐洗净后切块;将锅中水煮沸,放入姜末煮片刻,再放入白米饭、豆腐及调味料,煮25分钟左右,放入蟹棒续煮为粥即可。

【功效】适用于骨折、骨质疏松等症。

【禁忌】死蟹不宜食用,以防中毒。此外,吃蟹时和吃蟹后1小时内忌饮茶水。

### 桃仁续断粥

【组成】桃仁10克,乳香15克,续断10克,苏木10克,粳米100克。

【制法】将桃仁、乳香、续断、苏木放入砂锅,水煎取药汁;将粳米淘洗干净,加药汁,加入适量的清水,用中火煮粥。

【用法】每日2次,分食。

【功效】本品有补肝肾、舒筋活络、消肿生肌、止血止痛的功效，适用于骨折早期的辅助治疗。

【禁忌】月经过多及孕妇忌用本粥。《得配本草》云："初痢勿用，怒气郁者禁用。"

**骨碎补五加皮粥**

【组成】骨碎补 10 克，五加皮 10 克，赤芍 15 克，土鳖虫 10 克，粳米 100 克。

【制法】将骨碎补、五加皮、赤芍、土鳖虫洗净，水煎取浓药汁；将粳米淘洗干净，加药汁，加清水适量，中火煮粥，米熟粥成加盐调味即可。

【功效】本品有补肝肾、强骨、续伤止痛、破瘀血之功效，适用于骨折中期的辅助治疗。

【禁忌】阴虚内热及无瘀血者不宜食用，实火血虚所致的牙痛患者不宜食用，孕妇禁忌食用。《本草汇言》："如血虚风燥，血虚有火，血虚挛痹者，俱禁用之。"《得配本草》："忌羊肉、羊血、芸苔菜。"

# 骨质疏松症

骨质疏松症是骨组织显微结构受损，骨骼矿物质成分和骨基质等比例不断减少，骨质变薄，骨小梁数量减少，骨脆性增加和骨折危险度升高的一种全身代谢性骨骼疾病。本病是老年人常患的一种疾病。骨质疏松症可分为原发性骨质疏松症和继发性骨质疏松症两种。

骨质疏松的发生一般与内分泌、遗传、营养不良及缺乏运动等因素有关。此外与年龄、性别也有密切的关系。有些疾病和药物也是造成继发性骨质疏松的原因，如糖尿病、长期服用激素类药物等。在我国，老年人患病率比较高，尤其是以老年妇女更为严重，这主要是妇女绝经之后雌激素显著缺乏，由此导致骨矿物质加速流失造成的。

骨质疏松症初期大多没有明显症状，随着年龄增长，部分人会出现驼背、腰酸背痛、关节疼痛、行走和活动不便等症状；常感精神疲乏，四肢无力，休息后也不容易恢复，这是骨质有机成分不足、骨组织显微结构改变、钙盐沉着减少、骨脆性增高的结果。

骨质疏松症最大的危害是容易出现骨折并发症，尤以并发髋部骨折的危害最为严重。因此，骨质疏松症的治疗也应及时。

如今，越来越多的年轻女孩都希望自己成为"骨感"美女。更多的女孩也选择了通过节食达到减肥的目的，而此时合理的膳食就显得尤为重要。因为一些极端节食，主食、肉、蛋、奶都不吃的人，患骨质疏松症的概率会大大增加。

这主要是因为不合理的节食会引起蛋白质、碳水化合物、钙等营养物质的减少，进而导致骨骼脱钙，患上骨质疏松症。此外，由于体重下降，减少了对骨骼的压力，也容易增加患病概率，因为适当的体重压力能够保持骨质密度。因此，要提醒那些爱美的女性，如果不想因减肥而得骨质疏松症就应合理地搭配饮食，不可盲目节食。此外，可以在适量运动的基础上再适当吃一些钙片、牛奶补充钙质。

宜：每日应摄入足够的钙和富含维生素 D 的食物，以满足骨钙的正常代谢；宜适量食用富含蛋白质的食物，如鱼、奶及黄豆制品；此外，宜多吃蔬菜和水果，如胡萝卜、油菜、菠菜等食物。

忌：忌食酸性食物，因为这些食物会增加钙的流失从而导致骨质疏松，像肉类及大部分谷类和淀粉类食物即属酸性食物；忌饮酒及咖啡。

下面几种药粥对治疗本病具有一定的效果。

### 燕麦片粥

【组成】燕麦片 50 克。

【制法】将燕麦片放入锅内，加入适量的清水，待水开时搅拌，煮至熟软。

【用法】每日 1 次，早餐服用。

【功效】本品具有降脂、减肥作用，还可以作为预防骨质疏松的佳肴。

### 燕麦豌豆粥

【组成】燕麦仁 150 克，豌豆 50 克。

【制法】将燕麦仁、豌豆分别去杂洗净，放入锅内，加适量清水，先用旺火烧沸，再改用文火慢煮，煮至豌豆熟透开花，出锅即可。

【用法】早餐食用。

【功效】此粥烂熟、味香，含有丰富的维生素，可以预防骨质疏松症及贫血等症。

【提示】燕麦粥可以治疗因阳光暴晒、蚊虫叮咬、湿疹、牛皮癣，甚至是接触了有毒植物而引起的皮肤瘙痒。

### 赤黑粳米粥

【组成】黑豆50克，赤豆50克，粳米50克，白糖适量。

【制法】将黑豆、赤豆、粳米淘洗干净后，加入适量的清水煮至熟烂，加入白糖调匀即可。

【功效】本品对骨质疏松症有辅助治疗的作用。

【提示】黑豆炒熟后热性大，多食易上火，因此不宜多食；此外煮黑豆粥时，豆子一定不能提前用水泡，否则不易煮烂。

### 海鲜粥

【组成】鲜虾150克，鲜鱼片150克，白米100克。

【制法】先将粳米淘洗干净，加入适量的清水，用大火煮沸，再转小火煮至白米熟软；虾清理干净，沥干，鲜鱼片洗净，葱洗净切碎，姜洗净切丝；姜丝先下锅，转中火，放入虾、鱼片煮熟，加入精盐调味，加入葱花再煮沸一次即可。

【功效】本品对骨质疏松有很好的辅助治疗作用。

【提示】色发红、身软的虾不新鲜不宜食。此外，虾为发物，患有宿疾者不宜食用。

### 加味羊骨粥

【组成】羊骨、糯米各100克，杜仲10克。

【制法】先将羊骨洗净打碎后加入杜仲煎煮成汤，去渣取汤，加入淘净的粳米一同煮为粥，粥将成时加入葱、姜、盐再稍煮即可。

【用法】每日早晚温热服食，15日为一疗程。

【功效】本粥有温补肾阳的功效，适用于腰膝酸软疼痛，久立或劳累加重，躺下减轻，面色萎黄，四肢不温等病症。

### 羊骨大枣粥

【组成】羊骨1000克，大枣50克，粳米100克。

【制法】先将羊骨打碎熬汤，取汤与淘净的粳米、大枣一起熬煮成粥，待粥将成时加入葱、姜、盐等调料稍煮即成。

【用法】每日2次空腹温热服食，10~15日为一疗程。

【功效】本粥有补肾气、强筋骨、健脾胃的功效，适用于肾虚腰痛、血小板减少性紫癜及再生障碍性贫血等病症。

【禁忌】素体热盛者及发热者忌食羊骨。

**猪骨粥**

【组成】猪骨1000克，粳米100克。

【制法】先将猪骨洗净后打碎，入锅内水煎取汤，然后加入淘洗干净的粳米煮粥，待熟时可加入调料，再煮一二沸即可。

【用法】每日1剂。

【功效】本品有补肾壮骨的功效，可用于肾虚腿软、小儿佝偻症、骨质疏松症等。

【禁忌】脾胃积热者不宜食用猪骨。

## 类风湿性关节炎

类风湿性关节炎是关节滑膜及其周围的组织发炎，且关节本身充满渗出液和白细胞的症状。临床症状为关节疼痛、肿胀、活动困难及发僵，长久不愈的晚期症状则为关节畸形，故而导致终身残疾，寒冷、潮湿、劳累、营养不良、外伤、精神刺激均可导致该病发生。

事实上，类风湿性关节炎对人体的损害除了四肢小关节外，还会累及人体的其他器官。部分患者可能会不同程度地影响到心、肺、脾、肝、肾等内脏，引起心包炎、心肌炎、肺纤维化、胸膜炎、脾肿大、肾淀粉样等病变；有时还可能伤害眼睛，发生巩膜炎、虹膜炎、脉络膜炎以及引起血管炎及神经系统的某些改变，如末梢神经损害等。

当然，只要我们尽早积极采取正确规范的治疗方案，类风湿性关节炎是完全可以被控制甚至治愈的。中医认为用粥膳配合其他药物进行治疗，可取得不错的效果。

以往人们认为，类风湿性关节炎患者应该保持卧床休息，不适宜运动。然而，现代医学经过大量的临床研究表明，类风湿性关节炎病人进行低强度的有氧练习，能够明显改善不适症状。接受训练的病人感到精神状态明显改善，关节功能也得到一定的恢复，养病时间明显缩短。

因此，越来越多的人开始意识到运动对类风湿性关节炎的治疗有着积极的作用，同时越来越多的类风湿性关节炎病人也从中受益。医生们认为，适当的运动不但可以改善患者的体能，而且能够稳固关节，预防关节畸形，减轻关节疼痛，让关节功能得到最大限度的保存。此外，积极运动不仅可以改善类风湿性关节炎的症状，使得骨骼更健壮，还可以增强自信心，改善睡眠。

宜：宜选择含胆固醇少的食物，饮食中要含有大量的蔬菜、水果和谷类；宜多饮水。

忌：患者在急性发作期要少食或不食含油脂高的食物，如奶油、肉类、坚果类，忌食盐过多。

**樱桃粥**

【组成】樱桃 100 克，粳米 100 克。

【制法】先将樱桃洗净后榨汁，将粳米淘洗干净后入锅内煮粥，待粥熟时加入樱桃汁和白糖调匀，再煮一二沸即可。

【功效】本品有祛风除湿、消肿止痛的功效，可用于风湿性关节炎、类风湿性关节炎的辅助治疗。

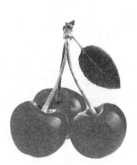

樱桃

【禁忌】糖尿病患者不宜食用樱桃。

**乌蛇粥**

【组成】乌蛇肉 100 克，粳米 100 克。

【制法】先将乌蛇肉洗净后切细，用淀粉、酱油、料酒、胡椒粉勾芡；将粳米淘洗干净后入锅内煮粥，待沸后加入乌蛇肉，等粥熟后加入调料即可。

【用法】每日 1 剂。

【功效】本品有祛湿的功效，可用于风寒湿邪所致的类风湿性关节炎。

【禁忌】湿热痹者不宜食用乌蛇粥。

### 梧桐叶粥

【组成】梧桐叶 10 克,粳米 100 克。

【制法】先将梧桐叶洗净水煎取汁,加入淘洗干净的粳米一同煮粥,熟时加入白糖调匀即可。

【功效】本品有祛风通络的功效,可用于风湿痹痛、四肢麻木、关节屈伸不利等症。

【禁忌】梧桐叶性寒,故脾胃虚寒者不宜食用。